皮肤病光疗丛书

白癜风与银屑病家庭光疗 300 问

主 编　陈　崑
　　　　王丽英
　　　　孙彩虹

U0221530

科 学 出 版 社
北 京

内 容 简 介

本书共4章，即光疗基础知识、家庭光疗、白癜风的光疗与家庭光疗、银屑病的光疗与家庭光疗，用300个问答通俗易懂地详细介绍了有关光疗的概念、作用机制、适应证和禁忌证；家庭光疗仪器的操作、使用方案、注意事项；以及患者如何正确应对白癜风与银屑病在家庭光疗中所出现的各种问题。

本书可供白癜风与银屑病患者在使用家庭光疗时参考阅读，也可供患者家属及相关临床医生需要时查阅。

图书在版编目（CIP）数据

白癜风与银屑病家庭光疗300问 / 陈崑，王丽英，孙彩虹主编. — 北京：科学出版社，2021.4

ISBN 978-7-03-068449-3

Ⅰ. ①白… Ⅱ. ①陈… ②王… ③孙… Ⅲ. ①白癜风-光疗法-问题解答 ②银屑病-光疗法-问题解答 Ⅳ. ①R758.405-44 ②R758.630.5-44

中国版本图书馆CIP数据核字(2021)第049097号

责任编辑：杨小玲　高峥荣　徐卓立 / 责任校对：张小霞
责任印制：赵　博 / 封面设计：吴朝洪

科学出版社 出版
北京东黄城根北街 16 号
邮政编码：100717
http://www.sciencep.com

北京建宏印刷有限公司 印刷
科学出版社发行　各地新华书店经销
*

2021年4月第　一　版　开本：880×1230　A5
2023年12月第六次印刷　印张：4 3/8
字数：138 000

定价：28.00元
（如有印装质量问题，我社负责调换）

《白癜风与银屑病家庭光疗 300 问》编写人员

主　编　陈　崑　王丽英　孙彩虹

主　审　顾　恒　杨海平　常宝珠

副主编　鞠　梅　付瑞琴　陆振中　商永明

编　者　（以姓氏笔画为序）

王丽英　申　舟　付瑞琴　孙彩虹

张家安　陆振中　陈　崑　陈　旭

胡　煜　栾　超　龚洋洋　黄　丹

商永明　鞠　梅

前　　言

　　白癜风与银屑病是临床常见的慢性皮肤病，病程迁延，对患者的身心健康和生活质量影响较大。患者要想临床治愈这两种疾病需要在医生指导下长期坚持规律治疗，这对治疗依从性是个不小的考验。

　　目前，已有大量研究资料显示，皮肤科常用治疗方法——紫外线光疗是治疗白癜风与银屑病的有效手段。但对患者而言，经常到医院做光疗有诸多不便，既费时又费力，有时还会因一两次有其他事没去而使治疗效果打了折扣。

　　随着经济发展和科技的进步，为了满足更多患者的治疗需求，家庭光疗应运而生。我国食品药品监督管理局（现为国家药品监督管理局）于2006年批准了第一款紫外线家庭光疗设备注册上市。由于家用紫外线光疗仪与医院使用的光疗产品相比，疗效基本相同，同时又兼具安全性好、操作简单、较医院治疗更便捷等优势，大大节省了患者的时间，所以一经问世就受到越来越多患者的认同。

　　然而，我们发现，患者在居家使用紫外线家庭光疗设备上尚存在一些问题，不少人对紫外线家庭光疗认识不足，对自身疾病的光疗方案、光疗过程中的注意事项、联合用药等方面的知识欠缺，因此，有必要编写一本关于家庭光疗的科普读物，以便让光疗更好地走进千家万户。为此，我们组织了中国医学科学院北京协和医学院皮肤病医院等单位在紫外线治疗皮肤病方面具有丰富经验的临床专家，采用通俗易懂的问答形式，将临床实践中白癜风与银屑病患者如何正确解决经常碰到的有关疾病及光疗的问题，做一介绍和梳理，汇编成册。内容包括光疗基础知识、家庭光疗、白癜风的光疗与家庭光疗、银屑病的光疗与家庭光疗等4章，共300个问题，力求帮助患者准确掌握家庭光疗的特点，正确使用家庭紫外线光疗仪，方便广大医患阅读参考。

随着光疗法在皮肤科临床以及医美治疗领域的逐步普及，除慢性皮肤病治疗以外，更多的临床领域开始探索光疗的使用，如红蓝光治疗痤疮、红光等可见光的抗衰老治疗方法也逐步被引入了家庭。本书作为"皮肤病光疗丛书"的第一本，对大家使用光疗或将有所裨益，然不足之处，敬请广大读者和同仁不吝批评指正。

编者

2021 年 1 月 7 日

缩略语中英文对照一览表

缩略语	英文全称	中文全称
BB-UVB	broad band ultraviolet B	宽谱中波紫外线
BSA	body surface area	体表面积
LED	light emitting diode	发光二极管
MED	minimal erythema dose	最小红斑量
MPPD	minimal persistent pigment darkening dose	最小持续黑化量
NB-UVB	narrow band ultraviolet B	窄谱中波紫外线
NMPA	National Medical Products Administration	国家药品监督管理局
PA	protection of UVA	UVA 防护等级
PFA	protection factor of UVA	UVA 防晒系数
PUVA	psoralen plus ultraviolet A	补骨脂素联合长波紫外线（光化学疗法）
SPF	sun protection factor	日光防护系数
UPF	ultraviolet protection factor	紫外线防护系数
UV	ultraviolet	紫外线
UVA	ultraviolet A	长波紫外线
UVB	ultraviolet B	中波紫外线
UVC	ultraviolet C	短波紫外线
VWG	The Vitiligo Working Group	白癜风工作组

目 录

第一章 光疗基础知识

1. 什么是光?

答: 光是一种具有电磁波和粒子流二重性的物质。光既具有波长、频率、反射、折射等电磁波特性,又具有能量、吸收、光电效应、光压等量子特性。光可以理解为是由振动电场和振动磁场组成的电磁辐射。光的发生是原子或分子等微粒能量变化的结果。原子和分子通常处于低能量的基态,当受到外界能量作用时,可变为激发态微粒。处于激发态的微粒极不稳定,当微粒从激发态回到基态时,多余的能量便以电磁波和光子的形式释放,产生了发光现象。

2. 光疗是什么?

答: 光疗是利用光线的辐射能来治疗疾病或美容的物理治疗技术,包括红外线、可见光、紫外线、光化学疗法等,目的在于利用光的有益作用来治疗疾病,同时最小化其不良反应。光疗的历史非常悠久,现代光疗发展简史见表1-1。

表 1-1 现代光疗发展简史一览表

年份	事件
1893	Niels Finsen 在"日光对皮肤的影响"一文中描述了日光中紫外线的重要性,发明了 Finsen 灯,主要治疗寻常狼疮等疾病,并因此获得了诺贝尔医学奖

年份	事件
1921	Hausser 和 Vahle 提出人体皮肤红斑与黑素形成的作用光谱，第一次使用汞灯作为人工单色光源
1925	Goeckerman 将外用粗制煤焦油与 UV 照射结合起来治疗银屑病，即 Goeckerman 疗法
1970	Epstein 等发现甲氧沙林（8-methoxypsoralen，8-MOP）联合 UVA 对表皮 DNA 合成有早期抑制作用
1975	PUVA 疗法出现
1981	发现 296 ～ 313nm 紫外线是治疗银屑病的有效波段
1988	峰值波长为 311nm 的窄谱中波紫荧光灯用于治疗银屑病
1997	308nm UVB 用于临床
近年	308nm UVB 的应用快速增长
	家庭光疗逐步普及
	紫外 LED 作为光疗光源，开始应用临床

3. 紫外线是什么？

答：紫外线是波长在 180 ～ 400nm 的光辐射。根据波长及对人体的影响，紫外光可分为 3 个波段，即短波紫外线（ultraviolet C，UVC，180 ～ 280nm）、中波紫外线（ultraviolet B，UVB，280 ～ 320nm）、长波紫外线（ultraviolet A，UVA，320 ～ 400nm）。太阳是地球表面紫外线辐射的最主要来源，日光到达地球表面的紫外线中 UVA 占比为 90%；UVB 占比不到 10%；UVC 一般被大气层阻挡，很少能到达地球表面（图 1-1）。众多的人工光源，如卤素灯、高压汞灯、荧光灯、准分子激光器和发光二极管（light emitting diode，LED）等，均可发出特定波段、有临床治疗效果的紫外线。

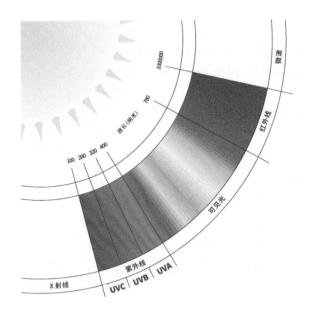

图 1-1 紫外线在日光中的分布示意图

4. 紫外线对人体有何益处?

答: 人体接受紫外线照射有很多益处: 如紫外线可以诱导维生素 D 的生成、促进局部血液循环、加速伤口愈合, 并有杀菌、止痛等作用; 紫外线可以促进皮肤色素生成和沉着, 有利于增强皮肤的防晒能力; 紫外线还可以促进皮肤角质增厚, 增强皮肤的屏障作用。紫外线有多重益处, 可以用它来治疗包括银屑病、白癜风等多种皮肤疾患[1]。

5. 紫外线对人体有何害处?

答: 紫外线是一把双刃剑, 过度的紫外线照射也会引发一系列不良反应。紫外线可以导致皮肤红斑反应, 出现色素沉着; 过度紫外线照射会加速皮肤老化; 对于光敏感人群, 紫外线会引起皮肤光敏反应；另外，对白种人群的临床研究显示，当 UVA 联合补骨脂素联合长波紫外线（psoralen plus ultraviolet A，PUVA）达到较高的照射次数和剂量时，可能会诱发皮肤肿瘤。

6. 光疗中的紫外线光源有哪些？

答：光疗中的紫外线光源，按波长可分为 UVB 光源和 UVA 光源。UVB 光源按照光源的波谱宽度，可分为宽谱 UVB（broad band UVB，BB-UVB）和窄谱 UVB（narrow band UVB，NB-UVB）；UVA 光源近年又出现了波长为 340 ～ 400nm，峰值为 365nm 的 UVA1 光源。按人工光源的材质，紫外线光源有碳弧灯、卤素灯、高压汞灯、荧光灯以及近年发展迅速的 LED 光源等（图 1-2、图 1-3）。

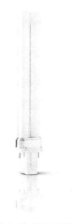

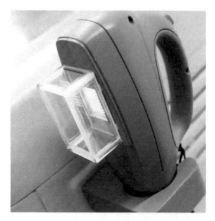

图 1-2　荧光灯管是目前使用最广泛的紫外线光源　　图 1-3　LED 作为新兴光疗光源近年发展迅速

7. 什么是紫外线光疗？

答：紫外线光疗（ultraviolet radiation therapy）是利用紫外线照射人体以防治疾病的一种物理治疗手段。一般是利用人工光源的 UVB、UVA 以及 UVB 联合 UVA 照射治疗皮肤病。临床中常用的紫外线疗法有 NB-UVB 光疗、BB-UVB 光疗、PUVA 疗法以及 UVA1 光疗法等。

8. 什么是窄谱中波紫外线光疗?

答:1988 年,Philips 公司研制的由荧光灯管发出、峰值为（311±3）nm 的 UVB 光源首次用于临床,由于其 85% 以上的紫外线能量集中在波峰 311nm 附近,波长 < 290nm 的能量极少,只占总能量的 0.1%,故将其称为窄谱中波紫外线（NB-UVB）。随着近年光源技术的迅速发展,现已出现峰值为 304nm、308nm 等其他峰值范围、光谱较窄的 UVB 新光源,如准分子光、准分子激光以及 LED 光等。广义而言可将主要能量集中在 296～313nm 的光谱较窄的 UVB 统归为临床使用的 NB-UVB 范畴。

9. 紫外线光疗中经常提到的 311 是什么?

答:紫外线光疗中经常提到的 311 是指所使用的 UVB 的波长峰值（nm）,是治疗银屑病、白癜风的有效波段。目前临床常用的全舱、半舱以及手持式以荧光灯管为光源的 UVB 光疗仪,照射峰值多为（311±3）nm（图 1-4）,就是人们常说的 311。

10. 紫外线光疗中经常提到的 308 是什么?

答:紫外线光疗中经常提到的 308 是指临床常用的另一个 UVB 波长峰值（nm）,传统光源如准分子灯或准分子激光发出的波长峰值为 308nm 的 UVB,也是治疗银屑病、白癜风等疾病的有效波段。由于光源特性、电气技术的限制,308 光源的单次治疗面积比较小,可以针对皮损照射,临床称之为靶向光疗。目前,

308nm 波长常用光源有准分子激光器、准分子灯以及 LED 灯，最新的光源为 LED（图 1-5 和图 1-6）。峰值为 308nm 的 LED 光源可实现较高的能量强度，同时，与前两种传统光源不同的是，由于 LED 设备为低压低频，可以用于进行家庭光疗。

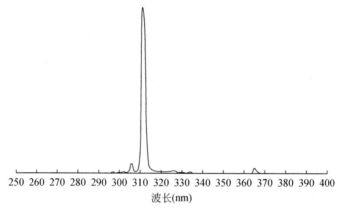

波长(nm)

图 1-4　飞利浦 TL01 荧光灯管的光谱图

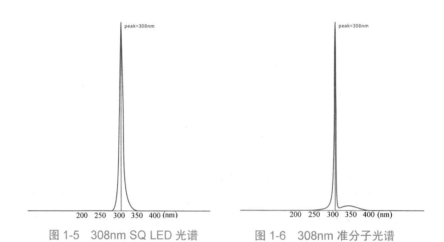

图 1-5　308nm SQ LED 光谱　　　图 1-6　308nm 准分子光谱

11. 紫外线光疗中经常提到的黑光和 PUVA 是什么?

答:紫外线中的 UVA 波段又被称为黑光区,黑光灯发射的紫外线波长在 320 ～ 400nm,以 365nm 波长的紫外线为主,这个波段的紫外线既能激活感光物质,又不易引起红斑反应。临床通常使用 UVA 联合光敏物质治疗皮肤疾病,目前应用较多的光敏物质是补骨脂素,补骨脂素联合 UVA 照射的光化学疗法,缩写为 PUVA。

12. 紫外线光疗中常用的光敏剂有哪些?

答:国内常用的光敏剂为 8- 甲氧基 - 补骨脂素,是一种较强的光敏剂。此外还有 5- 甲基补骨脂素、3- 甲基补骨脂素。目前已发现 30 多种植物中含有补骨脂素,如柠檬、芹菜、补骨脂果实、苍术等。根据光敏剂的特性,可以口服或外用。

13. 紫外线光疗中经常提到的 UVA1 是什么?

答:UVA1 是波长为 340 ～ 400nm 的长波紫外线。UVA1 光疗法是一种新型的光疗法,与传统的 UVA 联合补骨脂素疗法相比,UVA1 光疗法不需要使用光敏剂,因此不良反应更少。与 UVB 疗法相比,UVA1 光疗法穿透更深,能治疗病变较深的疾病。临床中常应用 UVA1 治疗特应性皮炎、硬皮病、瘢痕等[2, 3]。

14. 什么是 MED ? 为什么要进行 MED 测定?

答:MED 即最小红斑量(minimal erythema dose,MED),指在一定的光源距离下,特定个体部位接受光照后 24 小时产生肉眼可观察到的红斑所需要的照射剂量。MED 值可判断个体对紫外线的敏感程度,可用于检测患者是否对紫外线敏感(图 1-7);如果是进行光疗的患者,其 MED 值是确定起始照射剂量的参考,测定

MED 后可以更准确地设置照光剂量。

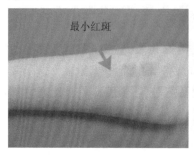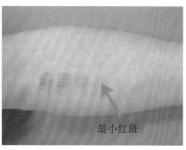

图 1-7　不同人的最小红斑量判断

15. 如何进行 MED 测定？

答：MED 测定通常选择对紫外线比较敏感、又便于测定的区域作为生物剂量测定部位，常选背部、腹部或前臂内侧。需使用专用的 MED 测定仪或用配置 MED 测定板的光疗仪进行测定（图 1-8 和图 1-9），照射各孔的大小一致，一般为 $1cm^2$，各孔的位置进行标记，设定各孔的照射剂量（一般设置梯度为 70% 递减）并记录。测试操作者和被测试患者均需佩戴护目镜。测试 24 小时后观察反应，测定部位出现肉眼可察觉的红斑，出现红斑的测试孔所对应的照射剂量值即为该患者的 MED 值。如果测试部位出现严重红斑或水疱，应及时作相应处理。

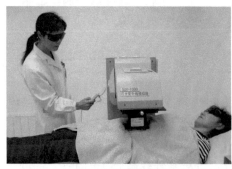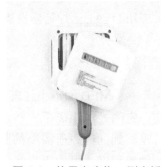

图 1-8　使用日光模拟器测定 MED　　　图 1-9　使用光疗仪 + 测定板
测定 MED

16. 光疗和晒太阳是一回事吗?

答:光疗与晒太阳不同,达到的效果也不同。日光属连续光谱,包含各种临床常用的波段,如 UVB、UVA 以及红外线、可见光等。光疗属于人为过程,是使用特定波长、一定剂量的有效治疗波段进行光照治疗。临床光疗时,不同的疾病使用不同的光波照射,既能起到较好、较快的疗效,又能减少其他波段光的不必要照射。

紫外线光疗是特指使用紫外线波段中有治疗作用的部分进行治疗,传统的紫外线光疗包括 BB-UVB、NB-UVB、PUVA 等疗法,近年新出现了 UVA1 光疗法。目前银屑病、白癜风的光疗常用 NB-UVB,该波段是临床验证既能有效治疗疾病,且不良反应又较小的紫外线波段。

临床治疗时,对光疗的参数有一定的要求,如照射强度、最大照射剂量等。而晒太阳的有效治疗剂量相对较难把握。

17. 紫外线光疗治疗皮肤疾病的原理是什么?

答:紫外线光疗治疗皮肤病的作用机制包括:
(1)促进色素生成和色素沉着,促进黑素细胞的增殖;
(2)调节免疫,促进 T 淋巴细胞凋亡;
(3)脱敏作用;
(4)促进血液循环,改善局部营养状况;
(5)止痛;
(6)促进伤口愈合;
(7)促进皮肤角质层增厚等。

18. NB-UVB 可以治疗哪些皮肤疾病?

答:临床上多种皮肤病可以进行 NB-UVB 光疗,包括:白癜风、寻常型银屑病、掌跖脓疱病、神经性皮炎、慢性湿疹、玫瑰糠疹、蕈样肉芽肿、慢性溃疡、皮肤瘙痒症、斑秃、光敏性皮炎、肥大细胞增生症、硬皮病、环状肉芽肿等[4]。

19. 哪些人不宜接受紫外线光疗?

答：紫外线光疗不可用于患有以下疾病的患者：着色性干皮病、Bloom 综合征、Cockayne 综合征、红斑狼疮、皮肌炎、毛发营养不良、遗传性发育不良痣综合征、有恶性黑素瘤病史者等。

以下患者谨慎使用紫外线光疗：黑素瘤家族史、非黑色素瘤的其他皮肤癌、光敏性疾病史、严重的日光损伤、砷或放射线治疗史、器官移植后的免疫抑制、妊娠期、卟啉病、甲状腺功能亢进等患者[1, 5]。

20. 光过敏是怎么回事? 光过敏的患者可以接受光疗吗?

答：光过敏是光线和皮肤相互作用所引起的反应，主要是指人类皮肤对光线的异常反应（图 1-10）。根据反应机制可以分为光毒反应和光变态反应。

光毒反应是一种非免疫性反应，首次照射即发生光毒反应，在反应前无致敏期。临床表现为境界清楚的红斑、水肿，愈后留有明显的色素沉着。平时的日晒伤就属于光毒反应。

光变态反应是一种免疫反应，是由光线参与的淋巴细胞介导的迟发性超敏反应。仅发生于少数光敏感体质的人。光敏物质接触皮肤首次曝光通常不发病，再次照光后暴露部位出现炎症反应，存在一定的致敏期。临床表现皮损多形性，境界不清，可呈湿疹样或荨麻疹样。

需要注意的是，判定患者是否为光过敏，应由临床医生根据病史、体格检查、光试验检查等进行判断，不能以患者的个人感觉确诊。

对于光过敏皮肤病患者，虽然可以做光疗进行脱敏治疗，但是当这类患者患有银屑病、白癜风等可以使用光疗治疗的疾病时，不建议首先选择光疗作为治疗手段，甚至应该避免使用光疗，采用其他治疗方法。

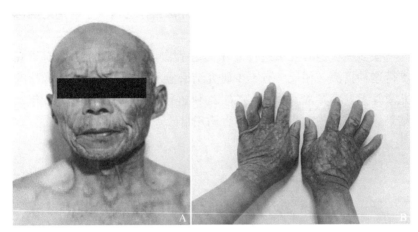

图 1-10　慢性光化性皮炎

A. 面部、胸前三角区光暴露部位弥漫性红斑；B. 双手背可见边界清楚的苔藓化区

21. 怎样才能知道自己是不是对光过敏?

答：判定是否光过敏需要了解患者病史，进行体格检查，必要时需采用光生物学试验进行测定。光敏性皮肤病好发于春夏季节，皮损多位于日光暴晒部位。在光生物学试验方面，最重要的是测定患者的 MED。通过 MED 值的大小可以判定被检测者的光过敏程度，MED 值低于正常值越多，表明对紫外线敏感性越强。

22. 儿童可以接受紫外线光疗吗?

答：儿童可以做紫外线光疗，尤其是 NB-UVB 光疗，PUVA 一般不推荐用于儿童。NB-UVB 紫外线光疗用于儿童各类慢性皮肤病的治疗国内外有很多报道[6, 7]。紫外线光疗可以用于儿童白癜风、银屑病、特应性皮炎等疾病，是一种安全有效的疗法，多个相关的皮肤科专业临床治疗指南都推荐使用[8-10]，与一些口服药物相比，紫外线的不良反应小，指南中紫外线疗法常作为仅次于外用药的二线疗法。

很多家长担心儿童进行紫外线光疗影响发育，目前并没有研究支持这种猜测。相反，有不少研究结果显示，接受过紫外线光疗的儿童并无发育异常。一项研究对 21 例进行过光疗的患儿随访 3 年，结果显示，这些患儿的生长发育均正常[6]。

23. 紫外线光疗在儿童中是否有年龄限制？

答：儿童使用全舱紫外线光疗有一定的年龄限制。考虑到全舱紫外线治疗是在一个密闭的空间，患儿必须能独自站立在治疗舱中，并佩戴护目镜，因此，出于治疗安全的考虑，儿童进行全舱治疗时有一定的年龄限制。国外学者通常建议年龄在 7 ～ 10 岁及以上的患儿可以接受全舱紫外线光疗，具体年龄需结合患儿自身情况[11]。中国儿童特应性皮炎诊疗共识建议全舱紫外线光疗不适用于 12 岁以下的儿童[8]。

对于靶向光疗以及局部 NB-UVB 照射，可以接受治疗的患儿年龄可以更小。目前没有局部光疗对于儿童年龄限制的规定。Jury 等学者观察 NB-UVB 在儿童银屑病、特应性皮炎中的应用，结果显示 NB-UVB 安全性良好，其中年龄最小的患儿为 4 岁[7]。

24. 孕妇可以接受紫外线光疗吗？

答：很多孕妇需要进行紫外线光疗，但又担心光疗会影响胎儿的生长发育。这里要明确的是，NB-UVB 仅穿透至真皮上层，相对比较安全,怀孕并不是其绝对禁忌证。美国银屑病诊疗指南指出[10],NB-UVB 对孕妇的银屑病有良好的疗效,并没有致畸作用,建议斑块型和点滴状银屑病的孕妇若需要系统治疗,应将 NB-UVB 光疗作为一线治疗。因此,如果孕妇患者在不能采取其他治疗方案时,可将 NB-UVB 光疗作为备选方案。如要进行家庭光疗,应该在医生指导下进行,治疗前必须到医院就诊,咨询医生意见。需要强调,妊娠期妇女对紫外线照射敏感,易产生色素沉着,因而光疗后黄褐斑发生率可能会增加;此外,NB-UVB 治疗后孕妇叶酸含量会下降,建议治疗期间补充叶酸[12]。

25. 哺乳期妇女可以接受紫外线光疗吗?

答:哺乳期不是光疗的禁忌证。哺乳期可以使用 NB-UVB 和 BB-UVB 光疗,安全有效。哺乳期患者不建议进行系统 PUVA 治疗,因为在治疗后,患者在 24 小时甚至更长的时间后,体内仍可能有光敏剂残留[13]。

26. 紫外线光疗最常见的短期不良反应有哪些?

答:紫外线光疗常见的短期不良反应有:皮肤干燥、瘙痒、疼痛、红斑、水疱、促进光敏性药物和光敏性食物的光敏反应、加重光敏性疾病等[14]。

27. 紫外线光疗后皮肤为什么会变红或变黑?

答:光疗后皮肤变红,即紫外线红斑,是紫外线照射后引起的一种较轻的光毒反应,又称为日晒伤。其机制为紫外线照射后导致血管内皮的溶酶体受损,引发真皮炎症反应后出现血管扩张、血流量增加以及血管通透性增加等,使皮肤看起来变红。紫外线红斑可

13

分为即刻性红斑和延迟性红斑。即刻性红斑通常在紫外线照射期间或数分钟之内发生，延迟性红斑一般需经过 2 ～ 10 小时后出现。观察光疗后的红斑情况可以决定后续光疗的剂量。

紫外线光疗后皮肤变黑是日晒黑化，又称日晒黑，是由于紫外线照射引发皮肤黑素氧化并重新分布、黑素细胞增殖、黑素增多等一系列反应而表现为皮肤变黑。色素沉着包括两个阶段：即刻色素沉着和延迟性色素沉着。皮肤黑化的能力与黑素细胞产生黑素的能力、每个黑素小体中黑素的量及黑素小体的分布有关。

28. 紫外线光疗对眼睛有损伤吗？

答：紫外线对眼睛有损伤。过量的紫外线可引起角膜急性反应，表现为眼睛疼痛、畏光、流泪、视物模糊等。紫外线还可引起晶状体损伤，这个损伤是长期的、慢性蓄积的过程，随着紫外线辐射量的增加，白内障的发生率也显著增加[1]。同样，紫外线也能够损伤视网膜[15]。因此，做紫外线光疗要对眼睛做好防护。一副好的护目镜能够起到很好的保护作用。紫外线光疗时，应戴好特殊的紫外线防护眼镜或眼罩，只要做好了眼睛防护，就不会导致眼睛损害。

29. 眼周皮损接受光疗如何防护？

答：紫外线光疗治疗眼周皮损时，须充分做好对眼睛的遮光防护，比如佩戴光疗护目镜（图 1-11）、将眼缝贴上胶布等之后，再进行照光。对于眼睑闭合不全的患者，可选择佩戴能阻挡紫外线的隐形眼镜[15]。照光时可选择靶向光疗等照射面积比较小的光疗仪，或能紧贴皮肤治疗的光疗仪器，以减少光泄漏。如果进行家庭光疗时，需由另外一人进行操作，操作者也应进行充分的眼睛防护。

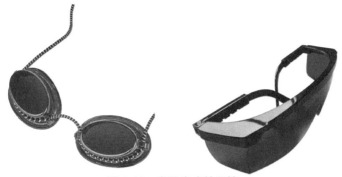

图 1-11　常见光疗护目镜

30. 紫外线光疗最常见的长期不良反应有哪些?

答:紫外线光疗最常见的长期不良反应主要为色素沉着、光老化和诱发皮肤肿瘤。目前临床上暂没有发现 NB-UVB 与人皮肤肿瘤相关,但是高累积剂量的 PUVA 治疗可能与非黑素瘤性皮肤肿瘤相关[16]。

31. 紫外线光疗会致癌吗?

答:致癌是紫外线光疗的一个潜在的不良反应。高累积剂量的 PUVA 治疗可能诱发皮肤肿瘤的发生[17],研究发现,14 例男性银屑病患者 PUVA 治疗后生殖器部位发生了恶性肿瘤[18]。NB-UVB 不需使用补骨脂素,安全性较 PUVA 高,目前没有研究显示 NB-UVB 会增加皮肤癌风险。一项针对 3867 名光疗患者(97% 为 Fitzpatrick Ⅰ～Ⅲ型皮肤)的 5 年以上随访研究显示,NB-UVB 治疗与黑素瘤或非黑素瘤性皮肤癌的发生无显著相关性[19]。

32. 紫外线光疗会加速皮肤衰老吗?

答:紫外线光疗的一个长期不良反应为光老化,即紫外线照射导致的皮肤衰老。紫外线照射可加速皮肤胶原降解，皮肤弹性和强度降低；加速成纤维细胞衰老，功能异常的成纤维细胞在皮肤中蓄积，继而显现为皮肤光老化，其特征表现为皮肤粗细皱纹形成、粗糙肥厚、松弛、皮沟加深，出现皮革样外观等。

33. 如何保护正常皮肤减少光老化？

答：减少正常皮肤的光老化可以从三方面着手：

（1）保持健康的生活方式，如规律作息、少熬夜；

（2）加强物理光防护，如防晒伞、遮阳帽、防晒霜的使用等；

（3）适当使用药物干预，如抗氧化药物、抗炎药物等。如果是光疗的患者，在光疗时还应做好正常皮肤的防护。

34. 紫外线光疗会降低免疫力吗？

答：紫外线光疗可以调节免疫力，不能单纯地理解为是抑制免疫力、降低免疫力。小剂量的紫外线照射，对免疫功能有一定的促进作用，随着剂量的增加，机体的免疫功能会相应提高。但剂量过大，照射次数过于频繁，则会出现免疫抑制作用，因此，结核病等患者禁用全舱光疗。总之，紫外线光疗要遵循一定的剂量调整原则，不同的疾病方案差别较大，需要按照医生制定的治疗方案进行治疗。

35. 减少紫外线光疗不良反应的措施有哪些？

答：做好充分的防护可减少紫外线光疗的不良反应。注意皮损周围正常皮肤的防护、光疗后避免过度日晒、加强照射部位皮肤的保湿护理。治疗期间如需外出应尽量避光，采取防晒措施，如戴遮阳帽、穿防晒衣、涂防晒霜，同时注意避免光敏性药物和食物的摄入。光疗期间每天至少进行 2 次皮肤保湿霜涂擦。

参 考 文 献

［1］顾恒，常宝珠，陈崑 . 光皮肤病学［G］. 北京：人民军医出版社，2009.

［2］Prasad S，Coias J，Chen HW，et al. Utilizing UVA-1 Phototherapy［J］. Dermatol Clin，2020，38（1）：79-90.

［3］Keyal U，Bhatta AK，Wang XL. UVA1 a promising approach for scleroderma［J］. Am J Transl Res，2017，9（9）：4280-4287.

［4］Gambichler T，Breuckmann F，Boms S，et al. Narrowband UVB phototherapy in skin conditions beyond psoriasis［J］. J Am Acad Dermatol，2005，52（4）：660-670.

［5］Herzinger T，Berneburg M，Ghoreschi K，et al. S1-Guidelines on UV phototherapy and photochemotherapy［J］. JDDG，2016，14（8）：853-876.

［6］李慧芳，李振守 . NB-UVB 照射治疗儿童银屑病临床观察［J］. 中国皮肤性病学杂志，2009（06）：43-44.

［7］Jury CS，Mchenry P，Burden AD，et al. Narrowband ultraviolet B（UVB）phototherapy in children［J］. Clin Exp Dermatol，2006，31（2）：196-199.

［8］中华医学会皮肤性病学分会儿童皮肤病学组 . 中国儿童特应性皮炎诊疗共识（2017 版）［J］. 中华皮肤科杂志，2017，50（11）：784-789.

［9］Sidbury R，Davis DM，Cohen DE，et al. Guidelines of care for the management of atopic dermatitis：section 3. Management and treatment with phototherapy and systemic agents［J］. J Am Acad Dermatol，2014，71（2）：327-349.

［10］Menter A，Korman NJ，Elmets CA，et al. Guidelines of care for the management of psoriasis and psoriatic arthritis［J］. J Am Acad Dermatol，2010，62（1）：114-135.

［11］Mohammad TF，Al-Jamal M，Hamzavi IH，et al. The Vitiligo Working Group recommendations for narrowband ultraviolet B light phototherapy treatment of vitiligo［J］. J Am Acad Dermatol，2017，76（5）：879-888.

［12］El-Saie LT，Rabie AR，Kamel MI，et al. Effect of narrowband ultraviolet

B phototherapy on serum folic acid levels in patients with psoriasis [J]. Lasers Med Sci, 2011, 26 (4): 481-485.

[13] Butler DC, Heller MM, Murase JE. Safety of dermatologic medications in pregnancy and lactation: Part II. Lactation [J]. J Am Acad Dermatol, 2014, 70 (3): 411-417, 427.

[14] Zhang P, Wu MX. A clinical review of phototherapy for psoriasis [J]. Lasers Med Sci, 2018, 33 (1): 173-180.

[15] Depry J, Brescoll J, Szczotka-Flynn L, et al. Phototherapy-related ophthalmologic disorders [J]. Clin Dermatol, 2015, 33 (2): 247-255.

[16] Nijsten TE, Stern RS. The increased risk of skin cancer is persistent after discontinuation of psoralen+ultraviolet A: a cohort study [J]. J Invest Dermatol, 2003, 121 (2): 252-258.

[17] Stern RS. The risk of squamous cell and basal cell cancer associated with psoralen and ultraviolet A therapy: a 30-year prospective study [J]. J Am Acad Dermatol, 2012, 66 (4): 553-562.

[18] Stern RS. Genital tumors among men with psoriasis exposed to psoralens and ultraviolet A radiation (PUVA) and ultraviolet B radiation. The Photochemotherapy Follow-up Study. [J]. N Engl J Med, 1990, 322(16): 1093-1097.

[19] Hearn RM, Kerr AC, Rahim KF, et al. Incidence of skin cancers in 3867 patients treated with narrow-band ultraviolet B phototherapy [J]. Br J Dermatol, 2008, 159 (4): 931-935.

第二章 家庭光疗

1. 什么是家庭光疗?

答: 家庭光疗是在医生指导下, 由患者在家中自行使用专业家庭光疗产品进行治疗的方式[1]。进行家庭光疗并不是患者脱离医生而自行治疗, 虽然患者使用家庭光疗产品在家中治疗, 但仍然必须经过专业人员指导。此外, 家庭光疗的患者应定期随访, 以保障光疗方案以及整个疾病当前治疗方案的正确性。

家庭光疗发展简史见表 2-1。

表 2-1　家庭光疗发展简史一览表

年份	事件
1979	欧美国家已有患者在家庭内进行光疗的案例出现
1988	NB-UVB 光源研发成功, NB-UVB 疗法确立, 现代光疗的安全性及有效性得以极大提升
2002	英国医学家 Cameron H, Yule S, Moseley H, Dawe RS, Ferguson J 等发表论文论述 "taking treatment to the patient", 家庭光疗作为明确概念首次被提出
2006	一款为家庭用户设计的紫外线光疗仪 SS-01 在全球范围内推出, 该产品是我国首个被批准用于家庭的光疗产品
2019	光医学领域专家认同并期待 LED 光源将成为光疗未来发展方向, 使用 LED 作为治疗光源的紫外线光疗产品陆续出现。家庭光疗产品进一步朝高强度、小体量、可移动、可穿戴、智能化的方向发展

2. 为什么要使用家庭光疗?

答: 较长周期的规律治疗是光疗疗效的保障。家庭光疗是应一些患者的实际需求而出现的，如上班族、学生等，不方便坚持每周 2～3 次到医院进行光疗。临床研究显示，家庭光疗治疗银屑病、白癜风等与医院内光疗疗效相同[2，3]。家庭光疗既有等同于医院内光疗的效果，又能让这部分患者免于奔波。此外，家庭光疗相对于医院内光疗也更实惠经济。调查表明，使用家庭光疗的患者满意度更高。

3. 家庭光疗在国内外的使用情况如何？

答：20 世纪 70 年代，国外即有 NB-UVB 家庭光疗用于临床的报道[4]。此后，家庭光疗逐步用于多种疾病的治疗。2006 年批准了我国首款可供患者自行操作使用的 NB-UVB 家庭光疗仪（SS-01 型紫外线光疗仪）上市。由于 NB-UVB 家庭光疗仪的疗效可靠，安全方便，被越来越多的患者接受和使用。目前，家庭光疗在国内外均已普及，被广大医生与患者接受。此外，家庭光疗的光源及光疗设备也越来越丰富，如 308nm（LED）光源及多种不同大小照射面积家庭光疗仪（图 2-1 和图 2-2）。

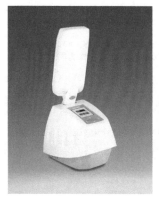

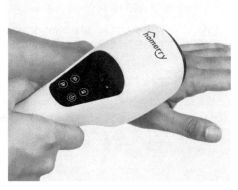

图 2-1　SS-01 型紫外线光疗仪　　图 2-2　LED 紫外线光疗仪

4. 家庭光疗与医院光疗相比有何优势？

答：与医院光疗相比，家庭光疗的优势主要体现在：

（1）家庭光疗有着与医院光疗相同的安全性和有效性；

（2）患者在家中治疗，时间选择更灵活，不必局限于医院上班时间段；

（3）患者可以节省来往于医院的时间及交通费用。

另外，家庭光疗虽然在最初购买机器时花费较多，但相对于医院内光疗，后期费用极少，因此，家庭光疗的长期治疗成本更低[5]。

5. 家庭光疗与医院光疗相比有何不足？如何弥补？

答：家庭光疗是患者自行操作家庭光疗仪，因此需要患者具备一定的文化知识，要求患者能掌握仪器的使用方法及照光剂量的调整。相比之下，医院内光疗有专业人员操作，更安全省心。另外，一些患者急于求成，一旦进行家庭光疗，可能会自行增加照光次数。因此，家庭光疗患者一定要熟练掌握光疗仪的使用方法，在专业人员的指导下，熟知自身疾病的光疗剂量，保持平和心态，不可追求速成。此外，患者需定期前往医院就诊，根据病情的变化及时调整光疗及其他治疗方案。

6. 家庭光疗可以完全取代医院光疗吗？

答：家庭光疗不能完全取代医院光疗。家庭光疗是医院光疗的延伸和规律治疗的保障。医生要根据患者的实际情况，如是否能每周三次到医院就诊、对光疗方法的掌握程度等因素，建议患者进行医院光疗或者家庭光疗。对无法按期规律到医院接受治疗的患者来说，家庭光疗是理想的选择。选择了家庭光疗的患者也不是就此可以完全脱离医院进行治疗，应定期到医院复诊，向医生反馈治疗效果，以便医生为患者合理调节治疗剂量；必要时，如光疗效果不佳或病情持续加重等，应继续到医院进行治疗。

7. 家庭光疗设备稳定性如何？安全吗？

答：正规的家庭光疗设备都是经过国家药品监督管理局（National Medical Products Administration，NMPA）批准许可后上市的，可在非医院场所由患者自行使用，稳定性良好，操作简单，安全性可靠。购买前，患者应注意查询光疗设备说明书中指定的应用场景。使用时（尤其是初用者）应在专业人员指导下使用，按照说明书进行操作。照射时，做好眼睛、生殖器等部位的防护，以保障自身的安全。如使用过程中出现设备故障等问题应及时联系生产厂家。

8. 家庭光疗与在医院进行光疗效果一样吗？

答：一般来讲，只要使用方法正确，家庭光疗和医院光疗的疗效是一样的。

9. 家庭光疗发生不良反应的概率比医院光疗高吗？

答：多项研究显示，家庭光疗的不良事件发生率与医院光疗相比，差异不具有统计学意义，即家庭光疗不良反应的发生率与医院光疗相同。如果患者能正确使用家庭光疗仪，按照循序渐进的方案进行治疗，不良反应的发生率会大大降低。

10. 家庭光疗最常见的不良反应是什么？

答：家庭光疗最常见的不良反应是由于操作者未能很好掌握照

射剂量的设置，因过度照射而导致的急性不良反应，包括红斑、疼痛、水肿，甚至出现水疱等。如果患者配合使用了光敏剂，照光剂量则更不易把控，上述不良反应的发生率可增高。

11. 光疗照射的患处出现红斑，但在24小时内均得以缓解，这种情况正常吗？

答：光疗照射的患处出现红斑，但在24小时内消退，这种情况是正常现象，说明本次照射剂量恰当，下一次光疗可在本治疗剂量基础上增加5%～10%的照射剂量。若24小时内没有出现红斑，则提示本次治疗剂量未达到预期治疗效果，下次照射应该增加10%～20%的照射剂量；如果红斑在24小时内没有消退，甚至有水疱等情况出现，说明治疗剂量太大，应适当减量或暂停，并在医生指导下进行恰当处理。

12. 光疗后出现红斑伴疼痛怎么办？

答：光疗后出现红斑伴有疼痛，说明照射剂量太大，应在症状消失后再进行照光，并且剂量应在前次照射剂量基础上至少减少10%～20%。

13. 光疗后出现水疱怎么办？

答：如果光疗后出现水疱，说明照射剂量太大。应立即暂停光疗，正确处理水疱，可外用抗生素软膏预防感染。在症状完全消失后再进行光疗，下次治疗剂量在前次照射剂量基础上至少减少20%～50%。如果水疱严重，面积较大，应及时到医院就诊。需要注意的是，如果中断光疗超过1周，后续治疗应按照中断后剂量调整原则进行设定（详见第三章第91问）。

14. 光疗后局部变黑的皮肤能恢复正常吗?

答:光疗会导致局部皮肤变黑,即发生色素沉着。如果是白癜风患者,光疗后白斑复色的颜色可能比周围正常皮肤颜色更深。银屑病皮损部位也会与周围正常皮肤形成色差。这种现象不必担心,变黑的皮肤如果不再继续光疗,会随着时间的推移,慢慢恢复到与正常皮肤一样的颜色。

15. 光疗后出现皮肤干燥、瘙痒怎么办?

答:皮肤干燥、瘙痒是光疗常见的不良反应。建议每次光疗时对正常皮肤做好防护措施,可用衣物适当遮盖,或者使用防光剂等。光疗后及时使用润肤霜。

16. 如何减少家庭光疗发生的不良反应?

答:减少家庭光疗的不良反应可以从以下几方面着手:
(1)加强操作人员的光疗知识学习,依照医生指导的光疗方案进行治疗;
(2)严格按照使用说明操作光疗仪;
(3)使用国家药品监督管理局批准上市的家庭光疗仪;
(4)定期随访,按照医生的建议调整光疗方案。

17. 家庭光疗时出现不良反应需要停止光疗吗?

答:发生皮肤干燥、瘙痒等较轻的不良反应,无须停止光疗,应在光疗后使用润肤剂,缓解不良反应症状。如果发生疼痛性红斑、起疱等比较严重的不良反应,应暂停光疗,待症状缓解后再继续光疗,同时降低光疗剂量。

18. 接受家庭光疗发生了不良反应需要找医生就诊吗?

答：视不良反应的轻重而定。如仅仅是皮肤干燥、瘙痒、红斑、疼痛等比较轻的不良反应，可待皮肤自行恢复，不需做特殊处理；如发生大片水疱则需及时就诊，以防发生感染。

19. 什么人群适合选择家庭光疗?

答：满足以下条件的患者比较适合进行家庭光疗：

（1）需长期进行光疗，但因往返医院的交通或时间安排不方便等因素不愿或者不能坚持来院治疗的患者；

（2）医生已全面了解患者的病史、体检情况、实验室检查及当前使用药物等信息，排除了光疗禁忌证；

（3）经专业人员指导，能理解并掌握家庭光疗仪器的使用方法、注意事项，熟悉自身疾病的光疗方案及光照剂量的调整原则的患者，曾经接受过医院内光疗者更佳；

（4）与医生建立良好的医患关系，患者依从性好，能定期随访。

20. 儿童可以接受家庭光疗吗?

答：NB-UVB 光疗安全性良好，儿童也可以进行 NB-UVB 家庭光疗。经监护人同意，在其陪同下可佩戴护目镜或配合闭目的儿童患者即可以进行家庭光疗。儿童、青少年进行家庭光疗可以在一定程度避免耽误学业以及由此造成的心理压力，有利于疾病恢复。如需全身治疗者，年龄应该在 12 岁以上。

21. 孕妇可以接受家庭光疗吗?

答：NB-UVB 光疗相对于孕妇是一种比较安全的疗法，孕期患者系统用药受到一定程度的限制，NB-UVB 家庭光疗是孕妇可选择的疗法之一，疗效与医院光疗相同，还可以减少前往医院的奔波劳累。孕期对紫外线比较敏感，故孕妇患者进行家庭光疗剂量不宜过大，以免发生灼伤。注意做好面部防护，减少色素沉着。同时建议适当补充叶酸[6]。

22. 哺乳期妇女可以接受家庭光疗吗？

答：哺乳期女性也可以进行 NB-UVB 家庭光疗，注意做好乳头及乳晕周围的防护，以免灼伤。

23. 第一次接触家庭光疗的患者一定要有医院光疗的经验吗？

答：这不是必需的。不过在医院进行过光疗的患者，具有一定的光疗经验，对光疗的态度更加理性和从容，能降低对光疗的不安全感，提高依从性。如果未在医院进行过光疗，可以详细阅读家用光疗仪的使用说明书并在医生指导下掌握光疗方案后进行家庭光疗，做好光疗记录，定期医院随访。

24. 家庭光疗和医院光疗可以交替进行吗？

答：不建议家庭光疗与医院光疗交替进行。医院与家庭光疗设备不同，功率有差异，因此照射剂量、照射时间不能完全互相通用。一般建议患者根据自身的实际情况，安排在医院光疗或进行家庭光疗。初次光疗者，可接受医院光疗，在医生的指导下再过渡至家庭光疗。进行家庭光疗期间需要定期到医院随访就诊以保障治疗的正确性和安全性。

25. 什么人群不适合接受家庭光疗?

答：家庭光疗虽然方便有效，但不是所有患者都适合进行家庭光疗。以下人群就不适合进行家庭光疗：

（1）无光疗适应证或有光疗禁忌证的患者；

（2）不能按说明书正确操作家庭光疗仪的患者；

（3）不能理解或者不能按照光疗方案进行光疗的患者。

26. 家庭光疗常见的光源有哪些?

答：目前紫外线家庭光疗常用的光源为波长峰值在311nm的NB-UVB荧光灯管和波长峰值为308nm的LED光源等。

27.NB-UVB 家庭光疗仪有哪些类型?

答：NB-UVB家庭光疗仪按照治疗面积的不同可分为全舱式（图2-3）、半舱或半身式（图2-4）和各种小型手持便携式（图2-5A～E）几种。

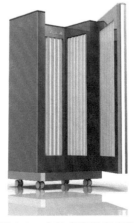

图 2-3　全舱式家用光疗仪

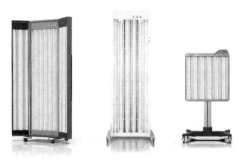

图 2-4　半舱或半身式家用光疗仪

（1）全舱式：适用于全身泛发型银屑病、白癜风、慢性湿疹等患者。

（2）半舱或半身式：适用于泛发型银屑病、白癜风、慢性湿疹等患者。

（3）便携式：辐照面积较小，可针对局部皮损部位照射，减少对周围正常皮肤不必要的照射；有的设备还可以配备治疗梳，治疗头部皮损更安全方便。便携式光疗仪适用于皮损面积相对较小的银屑病、白癜风、特应性皮炎等疾病（详见表 2-2）。

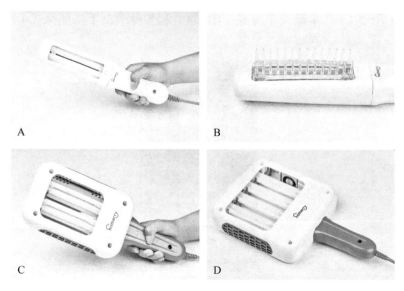

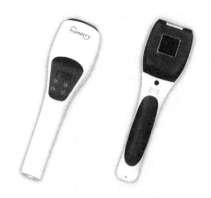

E

图 2-5　手持便携式家用光疗仪

表 2-2　常见的手持式家庭 NB-UVB 光疗仪

图示	光源类型 / 数量	辐照距离	辐照强度（mW/cm²）	辐照面积（cm²）	适用患者
	灯管 /1 支（9W）		12（±20%）	2×11	皮损面积约 1 元硬币大小，或头皮、腋下、腹股沟等皮肤褶皱部位者
	灯管 /2 支（9W）	辐照窗直接接触皮肤	12（±20%）	9×11	皮损面积约手掌大小者
	灯管 /4 支（9W）		12（±20%）	16×11	皮损面积较大者；可选购 MED 测定板
	SQ LED/ 多颗（8 ~ 16W）		20（±20%）	3×3 4.5×4.5	皮损面积约鸡蛋大小者

注：W，瓦特，表示电功率。

28. 全舱和半舱光疗仪的治疗效果有区别吗？

答：只要仪器使用方法及光疗方案正确，理论上来讲，全舱与半舱光疗仪的治疗效果没有差别。全舱与半舱光疗仪的区别在于：如果是全身泛发性的皮损，全舱可一次完成治疗，半舱一次只能照射身体前 / 后一侧，完成全身治疗需两次照射，每次治疗所用时间比全舱多 1 倍。

29. 购买家庭光疗仪需要注意什么？

答：首先，需注意购买具有上市许可并可供患者自行在家中使用的家用光疗仪。在购买时，要选择由 NMPA 批准的具有《中华人民共和国医疗器械注册证》的家庭光疗仪，注册证书中的使用对象应明确标注可供患者自行使用。患者可根据说明书标注的注册证号在 NMPA 官网查询该产品的详细信息，包括生产厂家、型号等，注意其适用范围是供患者自行使用（图 2-6）而不是仅供医疗机构使用（图 2-7）。

患者自行使用设备与医疗机构所使用设备相比，除对有效性的保障外，还涉及使用的安全性，家用与医用设备在对使用环境和设备性能参数的要求方面均有区别。应仔细阅读说明书，查询说明书中对使用环境进行的说明，核对是否适合家庭使用。勿错购医用设备而增加使用风险。

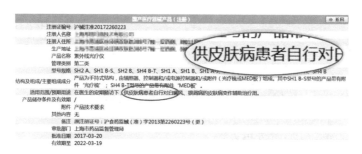

图 2-6　国家药品监督管理局官网截图，图中型号产品可"供患者自行治疗"

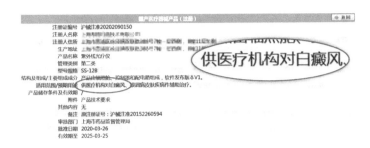

图 2-7　国家药品监督管理局官网截图，图中型号产品"供医疗机构"使用

其次注意根据医生指导，选择正确治疗波段的光疗仪。需注意千万勿错误选择了 UVC 为主要波段的消毒产品。

市面上（尤其是网上）的光疗仪琳琅满目，不乏一些假冒伪劣产品，这类产品可能达不到治疗效果，甚至有一定的安全隐患，购买时一定要注意辨识。

30. 308 波段是否可用于家庭光疗？

答：308nm 光疗可选择的光源有三种：308 准分子激光、308 准分子光和 308 LED 光，三种光源的 308nm 紫外线光疗仪的特点详见表 2-3。与光源为荧光灯管的光疗设备相比，各类 308nm 光源的治疗设备输出功率明显提高，达到有效累积剂量用时短，起效较快。同时，因 308nm 光疗设备的照射光斑小，只照射皮损处（又称为靶向光疗），因此更适合较小面积皮损的治疗。

家庭光疗设备的选择在考虑有效性的同时，设备使用的安全性以及是否会产生不必要的不良反应也是极为重要的衡量标准。基于此，国家药品监督管理局已批准 308nm LED 小型光疗仪供患者在医生指导下自行治疗。

表 2-3　三种不同光源的 308nm 紫外线光疗仪的特点

光源类型	光谱	强度	纯净度	寿命	耗材	维护费用	电气安全性	使用场所
LED	窄谱 308	较高	较高	超长	低	极低	低压直流	医院、家庭
准分子光	窄谱 308	较高	一般	一般	较高	较高	高频电压	医院
准分子激光	单一 308	高	高	较长	高	高	高频电压	医院

31. 如何合理选择恰当的家庭光疗仪？

答：选配光疗仪应根据自身皮损的大小、部位进行选择。皮损面积较大或全身泛发性皮损，建议使用全舱或半舱光疗设备，可以节省单次治疗时间。皮损面积较小的，可选择手持式光疗设备，以减少周围正常皮肤的紫外线暴露。特定部位可选择适合该部位的特殊设计的光疗设备或配件，如头皮部位可选配导光性较好的光疗梳（图 2-8）。

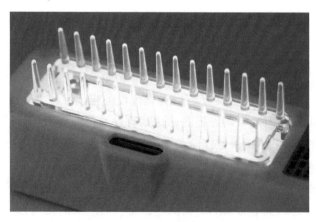

图 2-8　手持光疗仪配备光疗梳

32. 什么是带有内置自动计时器的家庭光疗仪？

答：内置自动计时器的光疗仪相对比较智能，在治疗开始后可以自动倒计时（图2-9），达到设定的剂量或时间后会自动停止照射，可以更好地避免过度照射。不带内置自动计时器的光疗仪，需要人工计时，在达到治疗时间后，手动关闭光疗仪。

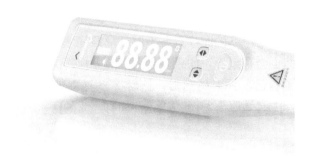

图2-9 可自动倒计时的光疗设备

33. 家庭光疗时，如何设置照射剂量及治疗时间？

答：NB-UVB 家庭光疗仪的主要参数包括照射时间（s）、照射剂量（mJ/cm²）、照射强度（mW/cm²）。三者之间的换算公式为：照射时间（s）= 照射剂量（mJ/cm²）/ 照射强度（mW/cm²）。

有的光疗仪可以直接设置照射剂量，输入所需照射剂量后按开始键即可开始治疗。有的光疗仪要输入照射时间，这需要根据本次治疗所需照射剂量按照公式换算出本次治疗所需照射时间后再进行设置。家庭光疗仪的照射强度通常在机身有明显标识，根据所使用仪器的照射强度，患者按照公式换算出所需照射时间，然后在光疗仪控制器内输入本次治疗的时间后即可进行治疗。

34. 家庭光疗仪单次治疗最长照射时间是多少？

答：不同的光疗仪，单次最长可照射的时间不同。根据中华人民共和国医药行业标准第 YY 0901—2013 文件的规定，UVB 光疗仪的最大设定剂量为 5J，不同型号的家用光疗仪强度不同，可根据公式算出自己使用的光疗仪单次治疗最长照射时间。

35. 已在医院接受一段时间光疗，现在想接受家庭光疗，怎么调整治疗剂量?

答：医院与家庭的光疗设备不同，辐照强度有差异，相同剂量下照射时间也会有差异。如果患者由医院光疗转为家庭光疗，首先要了解目前自己所照射的剂量，然后将当前的剂量降低 20% 后定为家庭光疗的起始照射剂量，或者咨询有经验的医生指导拟定初始家庭治疗剂量。

36. 家庭光疗仪的灯管可以一直使用吗?

答：不可以。荧光灯管都有一定的使用寿命。在使用过程中，灯管的照射强度会随着使用时间的增加而逐渐衰减。通常建议，荧光灯管在累计使用 500 小时左右进行更换，否则会影响治疗效果。一般说明书上会建议更换灯管的时间，可以定期与厂家联系，进行强度测定以及灯管置换等相关处理。需要注意的是，更换灯管后的治疗剂量应降低为之前的 80%，以防新灯管与老灯管照射强度差异大而引起灼伤。

临床上常有患者咨询为什么去年进行家庭光疗效果很好，今年复发后再进行家庭光疗效果不理想，很可能与光疗仪灯管照射强度衰减有关。患者可以根据自己照光的总剂量估算灯管使用的时间。

如果是 LED 光源的家庭光疗仪，则其照射强度衰减很慢，可以使用数千小时。

37. 家庭光疗前需要阅读治疗仪器说明书吗?

答：很有必要。患者自己操作家庭光疗仪之前一定要仔细阅读配套的使用说明书，按照说明书的指导来使用，以保障取得最佳的治疗效果，减少不良反应的发生，同时也能正确使用光疗仪，使其达到更长的使用寿命。

38. 家庭光疗前需要与医生一起制订光疗方案吗？

答：需要。家庭光疗是在医生指导下患者自行操作家庭光疗仪进行治疗的方式。患者要按照医生制订的光疗方案进行治疗，医生会根据患者目前的治疗药物等综合考虑制订光疗方案。此外，患者进行家庭光疗期间要定期到医院随访，确保治疗的正确有效。

39. 家庭光疗期间需要注意饮食吗？

答：需要。在光疗期间，如果摄入大量光敏性食物可能会导致光疗部位发生光毒反应。因此，光疗期间要注意尽量减少光敏性食物摄入。常见光敏性食物包括灰菜、紫云菜、无花果、泥螺、苋菜、荠菜、萝卜、油菜、芥菜、甜菜、马兰头、菠菜、猪毛菜、马齿苋、莴苣、荞麦、槐花、木耳、西柚、芹菜等。光疗期间应避免大量食用以上食物。

40. 有高血压、糖尿病等基础疾病，服用的药物会影响家庭光疗吗？

答：可能影响。一些高血压等基础性疾病的用药会影响光疗的效果。这些疾病的很多常用药具有光敏性，如常用的利尿药氢氯噻嗪，降糖药格列吡嗪，心血管药卡托普利、硝苯地平等药物均具有光敏性。因此，进行光疗的患者一定要告知医生自己当前服用的药物，让医生制订适合自己的光疗方案。如果治疗其他疾病的药物有调整，也需要及时与医生沟通，以相应调整光疗方案。

41. 照光时需要遮盖眼睛吗?

答:需要。照光时操作者需要佩戴护目镜,患者也要佩戴护目镜或遮盖眼睛。紫外线可对眼睛造成伤害,需做好眼睛防护。如果是治疗眼周部位的皮损,一定要保证紧闭双眼,切勿直视光疗仪的发光部位或发光管。如果是儿童患者,一定要在监护人陪同帮助下进行治疗,确保其在治疗过程中保持双眼紧闭。

42. 男性照光时需要遮盖生殖器吗?

答:需要。男性生殖器部位在未经保护的状态下,长期接受反复光疗后,可能会增加肿瘤发生的危险,所以不建议进行光疗。有文献报道,14 例男性银屑病患者 PUVA 治疗后生殖器部位发生了恶性肿瘤[7]。虽然 PUVA 现在基本已被 NB-UVB 所取代,但为了安全起见,男性生殖器部位仍不建议光疗。女性外阴则没有照光禁忌。

43. 女性照光时需要遮盖乳晕吗?

答:需要。光疗时,乳晕部位需要涂抹防晒霜或遮盖,以防灼伤。

44. 光疗后如何减少日晒?

答:光疗后,应减少日晒或人工光源的照射,尤其是光疗部位。紫外线治疗后当天,治疗区域应避免被额外的日光照射,尽量不要外出。如需外出,应避免在紫外线指数最高的中午时分外出,缩短在户外停留的时间;穿具有防护功能的衣服,戴宽檐帽子和太阳镜;使用日光防护系数(SPF)> 15 的广谱防晒霜;乘坐交通工具避开日光照射的一侧;尽量避免接触人工光源。

45. 什么是物理性遮光方法？

答：物理遮光方法是采用各种防紫外线辐射的物品以尽量减少紫外线对人体的损伤。包括衣物、帽子、太阳镜、太阳伞等。

46. 应选用怎样的衣物进行防晒？

答：应选用表面有防紫外线涂层的衣物或者使用抗紫外线纤维纺织布料做成的衣物。衣物的抗紫外线能力用紫外线防护系数（ultraviolet protection factor，UPF）表示，UPF 值越大，防护能力越好。我国标准为：UPF > 30，且 UVA 透射率 < 5%，才能称为防紫外线产品，标记为 UPF30。最好的防护产品是 UPF > 50，标记为 UPF50。

47. 防晒霜有哪几种？

答：按照成分不同，防晒霜可分为物理性防晒霜和化学性防晒霜。化学性防晒霜中的有效成分可选择性吸收紫外线从而起到防晒作用。物理性防晒霜的有效成分常为不透光的物质，不能吸收紫外线，但可以反射或散射紫外线。近年化学防晒成分和物理防晒成分组合使用非常普遍。

此外还有广谱防晒霜和具有防水性能的防晒霜。当产品防晒光谱的临界波长 ≥ 370nm 时，产品可以标识具有广谱防晒效果。防晒霜的防水性测试方法是人体皮肤涂抹防晒霜并经过 40min 或 80min 的反复循环水浸泡即抗水性试验后测定该防晒霜的 SPF 值，户外运动出汗、水下作业或海水浴等情况下应使用防水防晒霜。

48. 防晒霜上标的 SPF 是什么意思?

答: 防晒霜包装上标有 SPF15、SPF30 等字样, SPF 是日光防护系数(sun protection factor, SPF)的英文缩写, 是评价防晒化妆品防止皮肤发生日晒红斑的能力, SPF 数值越大, 表示防护效果越好。SPF 的定义为使用防晒剂部位皮肤产生最小红斑所需 UVB 的照射剂量与正常皮肤所需照射剂量的比值。使用防晒霜后最小红斑量越大, 则比值越大, 防晒效果也越好。因此, SPF 数值越大表示防晒效果越好。

49. 防晒霜上标的 PA 是什么意思?

答: PA 代表防晒产品的 UVA 防护等级(protection of UVA, PA), 根据该防晒产品的 UVA 防晒系数(protection factor of UVA, PFA)进行标识。PFA 表示被防晒产品防护的皮肤所需的最小持续黑化量(minimal persistent pigment darkening dose, MPPD)与未防护的皮肤 MPPD 的比值。PFA 与 PA 对应关系为: PFA 值 < 2, 表示无 UVA 防护效果; PFA 为 2 ~ 3, 标识为 PA+, PFA 值为 4 ~ 7, PA++; PFA 值为 8 或 8 以上, PA+++。

50. 接受家庭光疗后如何选择防晒霜?

答: 选择防晒霜不必盲目追求防晒霜的日光防护系数, 应根据自己日常接受照光的时间来选择防晒霜。以室内工作为主, 可选用 SPF10 左右、PA+ 的防晒霜; 室外作业者宜选用 SPF20 左右、PA++ 的防晒霜。不建议光疗的患者进行长时间暴晒, 如患者可能在烈日下活动或海水浴等, 需选择 SPF30 以上、PA+++ 的防水性防晒霜。需要注意的是, 并不是 SPF 值越高越好, 过度使用高 SPF

值的防晒霜可能会刺激接触性皮炎的发生，同时也会造成不必要的浪费。

51. 接受家庭光疗后，如何正确使用防晒霜？

答：接受家庭光疗的当天应尽量避免日晒。如需外出则应正确使用防晒霜：

（1）应在外出前 15～30 分钟涂抹；

（2）使用足够的量，需达到 $2mg/cm^2$，《皮肤防晒专家共识》（2017）推荐以 1 分硬币大小产品涂敷于整个面部为宜[8]；

（3）暴露于日光后应在 30 分钟左右补用防晒霜；

（4）至少每 2～3 小时补用一次；

（5）出汗、游泳或摩擦后会造成防晒霜厚度降低，应及时补用防晒霜。

52. 光疗后需要使用保湿霜吗？

答：需要。光疗会导致皮肤干燥、瘙痒等不良反应，建议光疗后使用保湿霜，可以缓解这些症状。对于银屑病患者来讲，保湿是基础性护理措施，应每日至少 2 次使用保湿霜，尤其在全身光疗后更应注意保湿。

53. 接受家庭光疗后是不是可以不去医院复诊了？

答：不是的。进行家庭光疗的患者要定期到医院复诊，一般 1～3 个月去医院复诊一次，医生根据光疗效果调整光疗剂量或治疗方案。具体复诊频次可根据病情及医嘱而定。另外，如果所使用的药物有变化也应及时就诊。

54. 接受家庭光疗时需要记录每次的治疗剂量、治疗频率吗?

答:需要。应在每次治疗后都记录治疗的日期、部位、相应的照射剂量以及所使用的药物。保持做治疗记录的良好习惯,有助于后期分析光疗的效果、疗效的影响因素和是否进入平台期等。准确的治疗记录也可以帮助医生更好地根据这些记录进行治疗方案的调整,同时还有利于进一步提高疗效。

55. 家庭光疗期间需要详细记录自己的病情吗?

答:需要。可在每次光疗后 24 小时左右记录治疗后的反应,这是下一次光疗剂量调整的参考。建议患者拍照记录自己的病情,这样有利于对比观察皮损变化,判定方案的疗效,提高治疗的信心。目前已经有专门供患者记录治疗剂量及皮损变化图的手机软件及小程序,可以更轻松地记录治疗剂量及皮损图片。拍照时要将周边正常皮肤也记录在同一张照片里,方便比对。

56. 光疗前是否需要使用增透油?

答:照光前 15 分钟可以适量涂抹增透油或矿物油,以增加紫外线透过率,提升照射效率。在干燥、角质增厚的皮损处如肘部、膝部使用增透油,效果更显著。如果是较大面积地使用,建议在皮肤科医师的指导下进行。

参 考 文 献

[1]中国医师协会皮肤科医师分会规范化诊疗工作委员会,中国医学装备协会皮肤病与皮肤美容专业委员会皮肤外科装备学组和皮肤光治疗学组.

窄谱中波紫外线家庭光疗临床应用专家共识［J］.中华皮肤科杂志，2019，52（3）：156-161.

［2］单晓峰，王长亮，庞静，等.家庭内NB-UVB治疗白癜风93例疗效观察［J］.中国麻风皮肤病杂志，2013，29（2）：92-95.

［3］Anstey A. Home UVB phototherapy for psoriasis［J］. BMJ，2009，338：b607.

［4］Larko O，Swanbeck G. Home solarium treatment of psoriasis［J］. Br J Dermatol，1979，101（1）：13-16.

［5］Koek MB，Sigurdsson V，Van WH，et al. Cost effectiveness of home ultraviolet B phototherapy for psoriasis：economic evaluation of a randomised controlled trial（PLUTO study）［J］. BMJ，2010，340：c1490.

［6］Murase JE，Heller MM，Butler DC. Safety of dermatologic medications in pregnancy and lactation：Part Ⅰ. Pregnancy［J］. J Am Acad Dermatol，2014，70（3）：401，415.

［7］Stern RS. Genital tumors among men with psoriasis exposed to psoralens and ultraviolet A radiation（PUVA）and ultraviolet B radiation. The Photochemotherapy Follow-up Study［J］. N Engl J Med，1990，322（16）：1093-1097.

［8］中国医师协会皮肤科医师分会皮肤美容事业发展工作委员会.皮肤防晒专家共识（2017）［J］.中华皮肤科杂志，2017，50（5）：316-320.

第三章　白癜风的光疗与家庭光疗

1. 什么是白癜风？

答：白癜风是一种原发性、局限性或泛发性的皮肤黏膜色素脱失症。白癜风初发时为一片或几片色素减退斑，边界不清，逐渐扩大为边界清楚的色素脱失斑，呈乳白色。大多数患者无自觉症状。病程呈慢性迁延，有时可自行好转或消退。

2. 白癜风的患病率是多少？我们国家患病的人数多吗？

答：白癜风的患病率在 0.5% ～ 2%[1]，一般肤色越深的种族患病率越高，黄种人介于黑种人和白种人之间。我国人群患病率在 0.1% ～ 2.7%[2]。韩国 2009 ～ 2011 年流行病学研究显示男女发病率相当，各个年龄段均可发病，但以青少年居多，几乎一半的患者在 20 岁以前发病[3]。

3. 白癜风会遗传吗？

答：白癜风的病因和发病机制至今尚不明确。大约 20% 的白癜风患者有家族史[4]，提示白癜风可能是一种基因相关性疾病，但遗传并不是唯一因素。白癜风是否发病与内外环境因素有关，比如与精神紧张、抑郁、过度劳累、饮食不均衡、外伤、暴晒、反复摩擦受损部位等有关；长辈有白癜风，孩子不一定就会得白癜风，是否发病还取决于以上的诱发因素。总之，白癜风有一定的遗传倾向，但具体发病与否与体内外环境因素关系很大，白癜风患者的后代不一定会发病。

4. 精神紧张会加重白癜风吗?

答：可能会。精神因素与白癜风的发病密切相关[5]。精神和内分泌是统一体，精神因素会导致机体应激。精神紧张是诱发白癜风或加重病情的重要原因之一。研究显示，白癜风患者病情稳定、好转甚至治愈后，常由于用脑过度、心情郁闷、思想压力大等因素而使白癜风出现扩散、复发等。

5. 长期熬夜或睡眠不规律会导致白癜风病情加重吗?

答：有可能。不建议白癜风患者长期上夜班。白癜风是一种情绪相关性疾病，与过度劳累、精神紧张、睡眠不足有关系，长期夜班导致人的睡眠不足、免疫系统功能紊乱，从而可能会导致病情加重。

6. 皮肤外伤会加重白癜风患者的病情吗?

答：可能会。白癜风常发生在受摩擦或外伤处。白癜风患者正常皮肤搔抓、外伤等刺激后该处皮肤变白，表明白癜风处于进展期。皮肤损伤部位一年内出现白斑称为同形反应，损伤方式可以是物理性、化学性、过敏性反应或其他炎症性皮肤病、刺激性反应等。

7. 白癜风的白斑用文身遮盖可以吗?

答：不建议患者用文身遮盖白斑。因为文身也是一种外伤，可能会引起同形反应，加重病情。临床上有在白斑处文身后又出现扩散的患者,这种情况治疗将更加困难。因此,一旦确诊为白癜风,应尽早治疗,控制病情,不要用文身遮盖,以免耽误最佳治疗时机。

8. 白癜风患者要忌口吗?

答:白癜风患者不需过多忌口,饮食对白癜风病情影响不大。如果过分忌口反而影响营养的摄入,而且影响心情,对疾病恢复不利。建议正常饮食,均衡营养,不饮酒。有一部分患者合并有桥本甲状腺炎,这种情况下就应当忌食富含碘的食物,如海鲜类食物。

9. 白癜风患者可以吃富含维生素 C 的食物吗?

答:可以吃。很多人认为维生素 C 有美白作用,害怕吃了会加重白癜风。其实维生素 C 的美白作用是因为可以减少黑素细胞的色素颗粒生成,不会影响黑素细胞的生长。而白癜风发病的关键在于黑素细胞的存亡,因此白癜风的发生、发展以及是否能复色跟维生素 C 的摄入关系不密切。

在日常生活中,大多数食物或多或少都含有维生素 C,患者无须忌口。富含维生素 C 的水果也可以正常食用,如猕猴桃、大枣、橙子等。

10. 白癜风患者多吃黑芝麻等黑色的食物有好处吗?

答:食物中所含的黑色素与皮肤色素无关,没有直接的相关性,没有研究显示摄入黑色食物能帮助修复患者的白斑。

11. 得了白癜风,为什么要检测激素水平?

答:白癜风与内分泌紊乱相关,检测激素水平可以更好地了解内分泌失调的原因和程度。部分患者甲状腺激素、抗甲状腺抗体水平异常，查明原因有利于对症用药。

12. 为什么在春末夏初白癜风患者的病情容易加重?

答：白癜风与季节相关性比较明显，春夏发病率明显高于秋冬季节。主要与紫外线的照射有关。春末夏初紫外线强度逐渐增加，气温升高，人们穿着衣物逐渐减少，皮肤暴露于日光的概率大大增加，而机体对紫外线的适应性还处于较低的水平，因此，不少白癜风患者的病情在这个时间段容易发展加重。此外，还可能与季节的气温、湿度等也有一定的关系。

13. 去泰国玩了一趟白斑增多是怎么回事?

答：泰国地处东南亚，邻近海域，气温高，紫外线强烈。我国人群肤色较泰国本土居民肤色浅，抗紫外线能力弱，不耐受纬度较低地区强烈的紫外线照射，再加上游玩劳累、休息不好、饮食不适、水土不服等多种因素，可能会引起机体免疫功能紊乱，导致病情加重。

14. 防晒是指"白斑区"还是"正常皮肤"?

答：应该注重全身的防晒。白斑部位一定要时刻注意做好防晒。如果是脸部白斑，可以戴有帽檐的帽子；如果是身体其他部位的白斑，则应该涂抹防晒霜。由于白癜风的白斑区域没有色素保护，易晒伤，且过度日晒会增加患皮肤癌的风险。

正常皮肤也要做好防晒，但不是"不能日晒"而是"不要暴晒"。因为暴晒是白癜风的重要诱因之一，正常部位暴晒，可能会引起白癜风的发展或者新发白斑。

15. 得白癜风是因为免疫力差吗?

答: 白癜风的发病与机体免疫有关, 但不能简单归为免疫力低下或是免疫力差。部分白癜风患者的发病与免疫功能紊乱相关, 有的白癜风患者合并有自身免疫疾病, 表现为免疫过度。有研究显示, 白癜风发病与体内 T 淋巴细胞发挥特异性免疫致黑素细胞损伤或破坏相关。

16. 白癜风患者容易合并自身免疫性疾病吗?

答: 白癜风的发病可能与自身免疫相关。国外报道有 20% ~ 30% 的患者合并有自身免疫性疾病, 国内的数据为 4.76% ~ 6.69%[2]。白癜风患者的家族成员自身免疫性疾病的发病率较一般人群也高, 最常见的是自身免疫性甲状腺疾病。此外, 自身免疫性疾病患者白癜风的患病率比一般人群高 10 ~ 15 倍。

17. 得了白癜风, 为什么要检测微量元素含量?

答: 有报道显示白癜风患者血铜及皮肤铜蓝蛋白含量低于正常人水平。铜元素的缺乏可能会导致酪氨酸酶活性降低, 从而影响黑素的形成。因此, 白癜风患者要进行微量元素检测, 如果异常, 要及时补充微量元素, 以强化对症治疗效果。

18. 白癜风皮损好发于哪些部位?

答: 白癜风皮损全身均可发生。好发于摩擦部位及裸露部位。尤其好发于颜面部、颈部、腰腹部(束腰带)、骶尾部、手指背伸侧等。

19. 什么是白癜风的寻常型、节段型？

答：白癜风根据皮损的形态、部位、分布范围等，可分为节段型和寻常型。

节段型白癜风白斑为一片或数片，沿某一皮神经支配的皮肤区域分布，呈节段性。节段型白癜风往往只累及身体的一侧，另一侧基本不受累。节段型白癜风的特点是：病情早期发展快，2 年之内基本稳定，发病部位基本为神经分布区，相对比较固定，但临床疗效较差（图 3-1）。

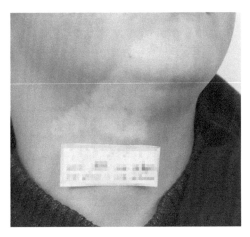

图 3-1　节段型白癜风

患者右侧下颌及颈部沿神经分布片状脱色斑，中央可见少许片状色岛

寻常型白癜风可表现为局限性（单发性）、散发性、泛发性、肢端性等。局限性为单一或群集性白斑，大小不一，局限于某一部位。散发性为散在、多发的白斑，常对称分布，面积不超过体表的 50%。泛发性白癜风多由散发性白癜风发展而来，白斑相互融合，累及体表面积的 50% 以上。肢端性白癜风首发于人体的四肢末端，且主要分布在这些部位（图 3-2）。

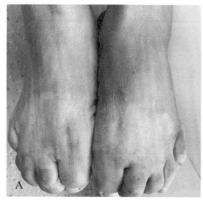
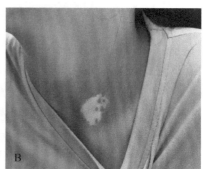
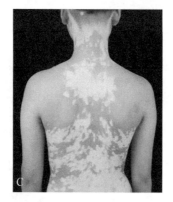

图 3-2　不同种类的寻常型白癜风

20. 什么是完全性白斑、不完全性白斑?

答: 白癜风皮损根据病变处色素脱失情况, 可分为完全性白斑和不完全性白斑。

完全性白斑为纯白色或瓷白色, 病变处黑素细胞消失殆尽, 没有黑素生成能力, 药物治疗无效 (图 3-3)。

不完全性白斑脱色不完全, 白斑中有色素点, 黑素细胞减少或功能减退, 还有黑色素再生能力, 药物治疗有效 (图 3-4)。

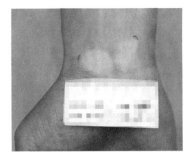

图 3-3 完全性白斑
右手腕片状纯白色脱色斑，边界清，无色岛

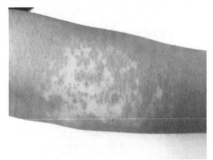

图 3-4 不完全性白斑
右上肢伸侧片状脱色斑，边界不清，边缘及中央散在点状及片状色岛

21. 哪些行为会加速进展期白癜风发生、发展？

答：白癜风在快速进展期会发生同形反应，即在损伤部位出现新的白斑。暴晒、外伤、搔抓、摩擦（如过紧的胸罩、腰带等）、持久压迫、灼伤等行为会诱发新的皮损。此外，精神紧张、压力过大、熬夜、吸烟、饮酒等也是疾病进展的诱因。

22. 进展期白癜风的临床表现是什么？

答：白癜风进展期可有以下临床表现：白斑数量增多，面积增大，皮损边缘模糊不清，碎纸屑样白斑或出现色素减退斑，伍德灯下皮损面积大于目测面积（图 3-5）。

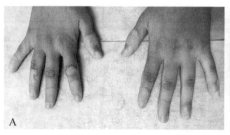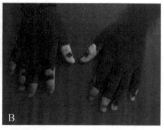

图 3-5　进展期白癜风

A. 双手指伸侧可见边界不清的色素减退斑；B. 伍德灯下荧白色白斑面积大于目测
白斑面积

23. 哪些指标提示白癜风进入稳定期？

答：如果近一年白癜风皮损数量没有增加，面积没有扩大，停止发展，边缘清晰或出现色素点，伍德灯下皮损面积小于或等于目测面积，表明病情进入稳定期。

24. 宝宝出生时胳膊上就有片白斑，是白癜风吗？

答：有可能是无色素痣，但需要与白癜风鉴别。无色素痣表现为出生时或出生后不久即有，通常是孤立性的，境界模糊，边缘多呈锯齿状，周围几乎无色素增加晕，有的白斑上有淡褐色雀斑样斑点，随着身体成长而按比例扩大，一般形状不会变化，持续终生不扩散。

25. 皮肤出现了白斑，是白癜风吗？

答：不是所有的白斑都是白癜风，也有可能是贫血痣、炎症后色素减退等，建议及时到医院就诊，经医生检查确诊后，对症治疗。

26. 白癜风能"断根"吗？

答：白癜风病因尚不明确，所以尚无根治一说。可以治愈但是不能保证治愈后不复发。据统计，白癜风在治愈后半年内的复发率在20%～40%。有效减少复发的方法是半年之内进行维持性治疗，可每周两次涂抹外用药或在皮损完全复色后逐步减少光疗的剂量和治疗频次。

27. "白斑没长脸上，不着急去看"对吗？

答：这种认识不正确。一旦发现白斑，不论在任何部位，均应及时就诊，以免错过最佳治疗时机。通常情况下，早发现、早诊断、早治疗更有利于疾病的恢复。如果放任不管，可能会扩散，而且病程越长疗效也将越差。

28. 哪些类型的白癜风治疗效果好？

答：治疗效果和发病部位有着紧密联系，面部和颈部非节段型白癜风治愈率较高，肢端型、黏膜型白癜风疗效差。治愈率从高到低依次为：头面部＞背胸＞腰腹＞手足＞黏膜，尤其是头面部的白癜风治愈率非常高，可达到80%～90%。通常情况下，早发现、早诊断、早治疗更有利于疾病的恢复，白癜风患者应保持乐观心态，积极配合治疗。

29. 哪些类型的白癜风治疗效果比较差？怎么办？

答：手足部位以及黏膜处的白癜风皮损疗效较差。可进行综合治疗，采用药物联合光疗的方法，如果疗效仍然不好，稳定后可考虑进行表皮移植。

30. 得了白癜风，为什么要口服"糖皮质激素"？

答：因为白癜风的发病机制可能与免疫相关，而糖皮质激素是应用最广泛的免疫抑制剂。系统使用糖皮质激素可能控制病情进展，减轻自体免疫系统对黑素细胞的破坏，增强对黑素细胞的保护。所以临床上处于进展期及泛发性的白癜风，尤其是伴有免疫性疾病的患者，通常医生会建议系统使用糖皮质激素，以控制病情进展，待病情稳定后逐渐停用。

31. 口服"糖皮质激素"有不良反应吗？

答：有很多患者担心糖皮质激素的不良反应，担心会不会发胖，担心病情反弹等问题。事实上，临床治疗白癜风采用口服糖皮质激素的用量是比较小的，时间也不会持续很久，停药也是循序渐进，这样小剂量的短期口服激素不良反应很小。很少有白癜风患者因为治疗性口服糖皮质激素而发生不良反应。需要注意的是，长期、大量使用激素是会发生严重不良反应的，患者使用药物要遵循医生的指导，切勿擅自滥用药物，要在医生的全程指导下用药、停药。

32. 白癜风与免疫系统有关吗？需要吃增强免疫力的药物吗？

答：研究显示，自体免疫可能与白癜风的发病有关，与体内 T 淋巴细胞发挥的特异性免疫导致黑素细胞损伤或破坏有关。增强免疫力的药物并不是必须要服用的，更多地应该注重保持规律的作息和均衡的饮食，心态平和，锻炼身体，调节好自身免疫力。

33. 白癜风患者最常使用的外用药物有哪些?

答:治疗白癜风常用的外用药物可分为以下几类:

(1)糖皮质激素类软膏,如倍他米松、地塞米松、糠酸莫米松、卤米松、氟替卡松等;

(2)钙调磷酸酶抑制剂,如他克莫司、吡美莫司等;

(3)低浓度光敏剂,如补骨脂酊、甲氧沙林溶液、复方芦氟沙里孜然酊等;

(4)维生素 D_3 衍生物,如卡泊三醇、他卡西醇等。

34. 不同的部位可以外用同一种糖皮质激素吗?

答:局部外用糖皮质激素是白癜风治疗的一线用药,如果皮损分布在肢端和躯干部位,可以外用同一种中效至超强效激素软膏;如果是面颈部、腋窝、外阴、腹股沟等皮肤薄嫩的部位,则需要选择弱效至中效的糖皮质激素软膏,因为这些部位长期外用强效及以上的糖皮质激素软膏可能带来皮肤萎缩、毛细血管扩张等不良反应。

35. 他克莫司软膏、吡美莫司乳膏可以治疗白癜风吗?

答:可以。白癜风的发病机制可能与自身免疫有关,他克莫司、吡美莫司均属于钙调磷酸酶抑制剂,研究显示这类药物对表皮异常 T 细胞的活化和增殖产生良好的抑制作用,还能够抑制多种促炎细胞因子的合成和释放,保护黑素细胞免被异常免疫破坏。由于其分子量小,穿透性好,可有效治疗白癜风。

36. 卡泊三醇软膏可以治疗白癜风吗?

答: 可以。卡泊三醇属于维生素 D_3 衍生物,可能会对黑素细胞增殖、迁移,酪氨酸酶活性产生作用,促进黑素细胞增殖,增强酪氨酸酶活性,促进黑色素合成,继而促进白斑复色,是临床治疗白癜风的常用药物之一。

37. 白斑可以用手术切掉吗?

答: 单纯切除白斑对患者并无益处,随着医学的发展,皮肤磨削术已经逐渐被其他疗法替代,已不是最新指南推荐的疗法。目前的手术疗法主要为移植,包括自体表皮片移植、微小皮片移植、自体培养黑素细胞移植等。如果药物和光疗均失败,可以在稳定期进行移植术。

38. 参加聚会,白斑可以用化妆品遮盖吗?

答: 可以。遮盖剂可以暂时使白斑颜色看起来和周围正常皮肤肤色相同,以纠正局部肤色异常,多因社交需要而使用,可以给患者带来自信。在不影响白癜风治疗的情况下可以使用。

39. 全身基本都白了,有方法可以把剩余的正常皮肤肤色也变浅些吗?

答: 白癜风皮损面积很大的患者可以使用脱色疗法。脱色疗法是使用脱色剂使白斑边缘着色过深的肤色变淡,可减轻色差,达到美容的目的。脱色疗法适用于白斑累及体表面积大于 95% 的患者。包括使用脱色剂涂抹和使用激光去色。

40. 白斑痊愈后会复发吗?

答：白癜风有复发倾向，但是复发率目前并无定论，总体而言为 20%～40%，也有文献报道复发率高达 60%。由于白癜风的病因十分复杂，因此具体到每一个患者时，医生依旧很难判断他的白癜风会不会复发、什么时候会复发、什么部位复发。患者应注意定期复诊，规律而持续的治疗可以减少复发。避免外伤、暴晒，保持好心情，不要熬夜、饮酒等，尽量减少复发因素。

41. 什么样的白癜风患者可以进行光疗?

答：稳定期和进展期的白癜风患者均可以进行光疗。进展期白癜风患者光疗时尤其应注意控制光疗剂量。光疗初始剂量及递增剂量不宜过大，以免灼伤，引起同形反应；快速进展期谨慎使用光疗。光疗需在医生指导下进行。此外，合适的患者可以使用家庭光疗。

42. 哪些患者更适合家庭光疗?

答：符合下列条件的白癜风患者更适合进行家庭光疗：
（1）病情处于稳定期；
（2）患者或监护人能够完全理解光疗剂量调整的方法，能正确使用光疗仪；
（3）有过医院光疗史的患者，有光疗经验，了解光疗注意事项，是家庭光疗的首选；
（4）能定期到医院复诊的患者。

43. 进展期患者可以接受家庭光疗吗?

答：进展期白癜风患者一般需要口服药物治疗，如果进行光疗也通常是在医院进行，有专业人员全程把握照射剂量。进展期的光疗剂量要求比较严格，患者很难像医生一样根据病情变化熟练调整光疗剂量，因此建议患者先把疾病控制稳定后，再进行家庭光疗。

44. 病程超过 15 年，还能通过光疗治愈吗?

答：病程长的患者疗效会相对较差，不能保障治愈，不过可以进行尝试。

45. 白癜风所致白发可通过光疗改善吗?

答：白斑上出现了白色头发，则说明患处毛囊储存的黑色细胞也已受到破坏，治疗难度加大。有的患者的白发会随着治疗而有所好转，有的患者即使皮肤恢复正常，白发也可能一直存在。

光疗能有效促进毛囊的黑素干细胞移行，从而帮助白发复色，有改善白发的可能性。此外，早发现、早治疗的患者，白发复色概率也高于其他类型的患者。因此，一旦白斑累及到了毛发部位并且开始出现白发，治疗应该更加积极才对。

46. 睫毛变白可通过光疗改善吗?

答：不建议睫毛部位进行光疗，该部位离眼球太近，而且用光疗效果并不是特别好，建议使用外用药物控制病情。如果病情很稳定，可以采取毛发移植的方法，建议到医院咨询。

47. 白眉接受很久的光疗都未好转该怎么办?

答：眉毛处光疗很久也未好转，建议采用涂抹外用药加光疗联合治疗，或者光疗联合激光导入药物，这样有利于毛发复色。如果复色仍不理想，加之白斑在一年内没有明显的加重，说明疾病进入稳定期，此时可考虑皮肤移植或毛发移植。

48. 眼角处的白癜风是否可进行光疗?

答：可以。眼角处白癜风的治疗，需充分做好眼睛的遮光防护，如将眼缝贴上胶布，然后再进行照光等。如果眼角处的白癜风面积较小，则可以考虑先涂抹外用药进行治疗，疗效不好再结合光疗。

49. 口周白癜风接受光疗效果好吗?

答：口周白癜风也可以进行光疗，但疗效可能比面部、颈部等部位的效果要差一些。因为口唇黏膜和黏膜皮肤交接处对光疗不敏感。此外，需要注意口周部位，尤其是黏膜部位，光疗不能使用过大剂量，低于面部照射的剂量比较安全。

50. 女性乳晕白斑可以接受光疗吗?

答：女性乳晕部位十分敏感，并且该部位的照光效果不确定，因此不建议乳晕照光。乳晕部位白斑建议单独外用药物治疗。乳晕周围白斑如需照光，需用衣物遮挡乳头及乳晕。

51. 女性外阴白斑可以接受光疗吗?

答：女性外阴部位可以照光，但该处皮肤较薄嫩，因此照光剂量要相对小一些，一般为躯干部位的一半，实际操作中，患者应在医生指导下，根据自身情况，逐渐增加剂量，以防止灼伤。另外，要提醒患者，外阴的白癜风一定要和外阴其他白斑疾病做鉴别，必须经正规医院明确诊断为白癜风后再在医生指导下光疗。

52. 男性生殖器白斑可以接受光疗吗?

答:不建议男性生殖器部位接受光疗。曾有报道,男性银屑病患者 PUVA 治疗后生殖器部位发生了恶性肿瘤,虽然 PUVA 现在基本已被 NB-UVB 所取代,但为了安全起见,男性生殖器部位仍不建议采用光疗,尤其是阴囊部位的白斑。男性生殖器的皮损多采用外用药治疗。

53. 晕痣可以接受光疗吗?

答:晕痣属于特殊类型白癜风。部分患者晕痣附近或者远隔部位会出现白斑。治疗上建议先切除晕痣,拆线以后就可以进行光疗(图 3-6)。

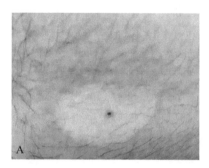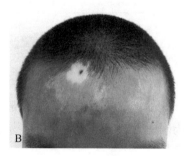

图 3-6 晕痣

A. 腹部指甲盖大小脱色斑,白斑中央米粒大小黑褐色色素痣;B. 额部晕痣患者外用光敏剂流淌至白斑边缘,在原白斑边缘诱发出片状色素减退斑

54. 儿童接受光疗的利弊有哪些? 该如何决定是否给儿童进行光疗?

答:儿童接受光疗有利有弊。

(1)利:见效快,效果好,基本无痛苦,而且可以减少药物的使用，降低药物的不良反应。

（2）弊：有些儿童可能配合度差，对光疗有畏惧感，不能坚持光疗，或者不能配合闭眼睛，此时，可以考虑选择其他疗法。

儿童白癜风的一线治疗方法主要是外用药物。当外用药治疗3～6个月仍未见效或白斑部位是头皮、手足等较难医治的部位，则建议采取药物与光疗联合治疗，只要患儿配合度高，联合光疗一般疗效会更好。

55. 能否单独使用光疗，不口服药物治疗白癜风？

答：如果皮损较小，病情稳定，单独光疗也是可以的，但是仅用光疗的疗效较慢，建议联合其他疗法，提高疗效。

如果皮损较大，或者处于进展期，则不建议单独光疗，应配合口服、外用药等进行综合治疗，以免延误病情；如果病情不能及时控制，皮损面积增大扩散，则大大增加治疗难度和治疗成本。因此，患者一定要在医生指导下进行治疗。

56. 哪些白癜风患者接受光疗后疗效可能会比较好？

答：光疗的疗效与患者年龄、病程的长短、皮损部位、类型、光疗的依从性等均有关系。通常年龄较小、病程短、皮损部位在头、面、颈部的患者疗效好。另外，依从性好的患者疗效一般更好。

57. 白癜风接受光疗多久后可看到效果？

答：起效时间与患者年龄、病程的长短、皮损部位、类型、光疗的依从性等均有关系。一般而言，大多数白癜风皮损在光疗2～3个月后会出现疗效，起效表现为皮损处出现小黑点状的色素岛，或皮损边缘变黑、白斑面积减小等。若照光3～4个月后仍没有任何效果，建议患者停止光疗，及时前往医院就诊，在医生指导下采用联合治疗或改用其他疗法。

58. 白癜风接受家庭光疗的有效率是多少?

答：有效率与患者年龄、病程的长短、皮损部位、类型、光疗的依从性等有关。单晓峰等[6]的研究结果显示，家庭 NB-UVB 治疗 6 个月时有 22.6% 的患者达到 75% 以上的复色，治疗一年时这类患者占比升高至 37.6%。面颈部等小范围的白癜风 3 ~ 6 个月光疗后通常可以取得良好效果。

59. 白癜风患者接受家庭光疗期间的注意事项有哪些?

答：白癜风患者进行家庭光疗要注意以下事项：

（1）照光时注意保护眼睛，佩戴护目镜或者用布等遮盖物遮住眼睛；

（2）男性遮挡生殖器部位；

（3）光疗后若皮肤干燥，可适当涂抹润肤剂以缓解；

（4）光疗期间，若进行户外活动，一定要注意防晒，可选择性使用防晒霜、戴遮阳帽、戴墨镜等；

（5）若使用药物有变化，应及时就诊，咨询医生光疗方案是否需调整；

（6）不要过多食用光敏性食物。

60. 选择 308nm 还是 311nm 的光疗仪?

答：峰值在 308nm 或 311nm 的 UVB 均可以有效治疗白癜风。研究显示，相同的累积剂量时，两者的疗效没有显著差别。目前可供家庭治疗选用的有 311nm 荧光灯管和 308nm LED 光。308nm

LED 光的照射强度较高，可以更快起效。311nm 家用光疗仪经过多年的临床使用和不断改进，型号丰富，照射面积从数平方厘米到半舱、全舱照射型。308nm LED 家用光疗仪，照射面积有限，可以满足小面积皮损治疗的需求。患者可根据自身情况进行选择。

61. 应该选择多大的辐照面积治疗局部白斑？

答：应根据自身皮损大小和部位来选光疗仪。一般部位的白癜风，根据皮损面积大小选择合适辐照面积的光疗仪。如果皮损在头部，可以选用配备治疗梳的光疗仪，治疗头部皮损更安全方便。有的手持式光疗仪智能小巧，甚至还可以充电，出差、旅游携带很方便（见第 2 章图 2-5）。

62. 白斑数目多且分布广泛应选用哪种家庭光疗仪？

答：皮损数量较多且分布广泛，建议选用半舱式或全舱式光疗仪比较合适。这类光疗仪面积较大，节省时间，而且多采用智能控制系统，操作简单方便，但价格相对也较贵。

63. 311nm UVB 起始剂量应该选择多大？不同人群有区别吗？

答：白癜风皮损进行光疗起始剂量宜小不宜大，如果一开始就大剂量则容易灼伤。我国白癜风最新治疗指南推荐的起始剂量为 $200mJ/cm^2$。白癜风工作组（The Vitiligo Working Group，VWG）制定的白癜风 NB-UVB 光疗共识建议，不区分皮肤类型，白癜风光疗起始治疗剂量均应采用 $200mJ/cm^2$[7]。

64. 308nm UVB 起始剂量应该选择多大？不同人群有区别吗？

答：目前没有指南明确规定 308nm UVB 光疗起始剂量的具体数值，临床中使用的 308nm UVB 也属于 NB-UVB，其起始剂量可以与 311nm UVB 相同。推荐以 70% MED 作为起始治疗剂量。不过 308nm 光疗仪的照射面积一般较小，因此，有的医生采用相对较高的起始剂量，如 $300mJ/cm^2$。儿童患者建议采用的剂量为 70% MED。

65. 不同部位的皮损照射的起始剂量一样吗？

答：不同部位可以采用相同的照射起始剂量 $200mJ/cm^2$，也可以按照该部位的 70% MED 作为起始照射剂量。由于眼睑、黏膜等部位光敏性较肢端部位高出 4 ~ 6 倍，故治疗一段时间后眼睑、黏膜部位的照射剂量应低于肢端部位。

66. 儿童照射剂量与成人相同吗？

答：儿童照射剂量与成人基本相同，一般起始剂量 $200mJ/cm^2$，也可以按照该部位的 70% MED 作为起始照射剂量。

67. 光疗照射的剂量越大越好吗？

答：光疗照射的剂量不是越大越好，光疗过程中要逐步增加光疗照射剂量，达到该部位规定的最大照射剂量后则不可以再继续增加，以规定的最大照射剂量继续治疗即可。如果一直增加照射剂量，剂量过大，有可能导致急性光损伤，长期大剂量照射会引发皮肤光老化等问题。

68. 每天都坚持光疗是不是疗效更好?

答: 不是的, 光疗的疗效取决于照射的总剂量。有研究显示, 光疗每周 5 次的疗效与每周 3 次的疗效相同[8], 而光疗频次过高会造成累积剂量的增加, 增加光老化等不良反应 (图 3-7)。

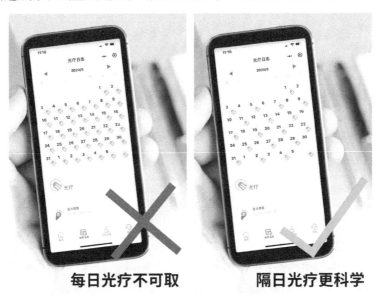

每日光疗不可取　　　　**隔日光疗更科学**

图 3-7　目前临床一般建议隔日光疗

69. 311nm UVB 一周治疗几次比较合适?

答: 建议每周治疗 2 ～ 3 次。复色的效果取决于治疗总次数。两者相比, 每周 3 次的光疗频率会使复色更早发生, 增加患者信心。白癜风工作组推荐最理想的治疗频次是每周 3 次。因此, 如果是进行家庭光疗, 应每周治疗 3 次。如果是在医院光疗, 每周也应至少治疗 2 次。

70. 308nm UVB 一周治疗几次比较合适？

答：使用 308nm UVB 治疗，在医院一般是每周 1～2 次，因为使用的剂量相对高。如果是使用家庭 308nm UVB 光疗，建议采用每周 2～3 次。

71. 每次治疗都需要较前一次增加照射剂量吗？为什么？

答：不是一定要增加，也有可能是减少照射剂量，需要根据上一次光疗后的反应设定本次光疗照射剂量。光疗后有轻度红斑，且在 24 小时内消退，这个照射剂量能起到最佳疗效同时又是不良反应最小的剂量。照射剂量太小没有红斑，达不到治疗效果；照射剂量过大则会出现疼痛、水疱等不良反应，因此治疗时要根据上次照射后的皮肤反应进行增减：

（1）同一照射剂量持续 4 次后如未出现红斑或红斑持续时间 < 24 小时，治疗剂量应增加 10%～20%，直至单次照射剂量达到该部位建议的最大剂量（Ⅲ型、Ⅳ型皮肤）；

（2）如果红斑持续 24～72 小时，应维持原照射剂量继续治疗；

（3）如果红斑持续 > 72 小时或出现水疱，治疗时间应推后至症状消失，下次治疗剂量减少 10%～50%。

如出现平台期，即连续照射 20～30 次后，无色素恢复，应停止治疗，休息 3～6 个月。然后再以 MED 剂量开始治疗（区别于初次治疗的 70% MED）。

治疗 3 个月无效应停止治疗。只要有持续复色，光疗可持续使用。

72. 单次照射剂量有最大量限制吗？ 311nm UVB 及 308nm UVB 的单次照射剂量是多大？

答：单次照射剂量有最大限制。临床 311nm 和 308nm UVB 均属于 NB-UVB，可以统一采用指南规定的 NB-UVB 最大照射剂量。根据皮肤分型，我国人群多为Ⅲ、Ⅳ型皮肤，这类皮肤白癜风患者的单次最大照射剂量为面部 1500mJ/cm²，四肢、躯干为 3000mJ/cm²。

73. 连续数次光疗后局部皮肤都没有出现红斑，下次照射剂量怎么调整？

答：根据照射剂量调整原则，如果治疗白癜风皮损，同一剂量照射 4 次后未出现红斑或红斑持续时间小于 24 小时，下次治疗剂量应增加 10%～20%，以此类推，直至单次照射剂量达到该部位建议的最大照射剂量。

74. 光疗后当天出现了红斑，但红斑持续时间不到 24 小时，下次照射剂量怎么调整？

答：这种情况下次照射剂量可以增加 10%～20%。

75. 光疗后当天出现了红斑，红斑持续 24～72 小时，下次照射剂量怎么调整？

答：如果照光后当天出现红斑，并且红斑持续存在 24～72 小时，则下次治疗时应维持使用本次照射剂量继续治疗。

76. 光疗后当天出现了红斑，红斑持续时间超过 72 小时，下次照射剂量怎么调整？

答：如果出现这种情况说明照射剂量偏大，下次光疗应该在红斑完全消退后再进行，剂量较上次减少 10%～50%。

77. 单次光疗照射很长时间也没出现色素恢复是什么原因?

答:可能是到了光疗平台期。平台期是指连续光疗 20 ~ 30 次后无色素恢复。平台期的出现是由于随着照光次数的增加和时间的累积,该部位皮肤对光的敏感性下降。此时,应暂停光疗 3 ~ 6 个月,然后重新开始光疗。

78. 光疗后周围正常皮肤变黑,但白斑一点变化都没有是怎么回事?

答:白斑没有变黑,但是正常皮肤已经出现色素沉着,这种现象是白癜风在初始光疗最常见的现象,可能是边缘型复色模式的表现。白癜风皮损复色可有三种模式:

(1)毛囊周围复色模式(点状型):以毛囊为中心,点状色素岛,逐渐向周围扩展,提示复色的黑素细胞源自毛囊;

(2)边缘型:复色从皮损边缘开始向皮损中央逐渐收缩,最初表现为皮损周围变黑,逐步向皮损收缩,白斑面积逐渐减小;

(3)均一型:皮损区颜色在治疗后出现均匀变暗,直至完全复色。

79. 光疗后照光部位好转,但其他部位出现白斑是什么原因?

答:有新的白斑出现,说明白癜风处于进展期。研究证实,白癜风属于自身免疫性疾病,它往往会合并其他的自身免疫性疾病,如甲状腺疾病等。因此,在疾病的进展期,如果没有使用其他药物控制黑色素细胞的免疫损伤,即使治疗处的黑素细胞在恢复,同时却有其他部位皮肤的黑素细胞再被破坏，就有可能导致白癜风一部分好转的同时又有新皮损的发生。

80. 光疗后治疗区域好转，但其他部位出现新发白斑，应该怎么继续光疗？

答：光疗区域好转说明光疗有效。但同时又出现了新的白斑，说明疾病还处于进展期。此时仅用光疗难以控制病情，应及时就诊，可能需要配合使用内服或注射糖皮质激素治疗，以尽快控制病情。另外，新发白斑的照射剂量应以 $100mJ/cm^2$ 起始，后续按照剂量调整原则进行递增。

81. 光疗后不同部位白斑恢复速度不一样，该如何调整方案？

答：由于不同部位的皮肤厚度不同，对光的敏感性也不同，因此不同部位的白癜风恢复速度也不一样，照射剂量增加的速度也不一样。此时，要根据各部位对光疗后的反应分别调整照射剂量：效果差、恢复慢的患处，可以将照光递增速度稍许增快，达到该部位最大照射剂量后则不再增加，以最大单次照射剂量持续治疗。这样，照光期间不同部位的单次照射时间会有差异。因此，患者要做好治疗记录，包括治疗部位及所使用的照射剂量，科学规律地治疗。

82. 治疗平台期是什么意思？

答：白癜风患者 NB-UVB 光疗到达一定治疗次数，通常是在连续治疗 20～30 次后，即使继续治疗，白斑色素恢复也不再增加，提示进入平台期。如果到了治疗平台期建议暂停光疗 3～6 个月，这样有助于皮肤恢复对光的敏感性。同时可在医生的指导下更换治疗方案。

83. 到达平台期后治疗方案需要调整吗?

答:需要调整。如果光疗进入了平台期,应暂停光疗,在医生指导下更改治疗方案。3~6个月后可以重新开始光疗,以 MED 为起始剂量进行照光。

84. 光疗后起初效果明显但近期一直没变化怎么办?

答:这种情况可能是由于皮肤对光疗不敏感了,可以联合药物治疗、点阵激光等疗法。也有可能提示进入光疗平台期,可暂停3~6个月后重新开始光疗,以 MED 为起始剂量进行。

85. 光疗已近 2 年仍无效是何原因?

答:已经光疗近2年仍然没有任何效果,说明光疗对该患者不起作用,此时应更换其他疗法。可以采用外用药物、口服药物、激光、手术等疗法。

86. 光疗治疗次数是否有上限?

答:目前还没有光疗的使用总次数上限的规定,也没有对 NB-UVB 的连续使用次数或时间进行规定。病情恢复或不再继续好转时应考虑停止治疗。有的患者光疗治愈后又复发,即使之前做过很多次光疗,复发后仍然可以选择使用光疗,不受使用次数的限制。

87. 何时可以停止光疗？

答：在两种情况下可以停止光疗，一种是光疗无效，一种是皮损已经完全复色。

判定光疗无效的方法：根据最新的国际光疗指南，至少需要完成 18 ~ 36 次光疗才能评估治疗反应。临床经验提示，多数患者至少完成 48 次 NB-UVB 光疗后才能评估决定是否无效而终止光疗；由于部分患者对光疗反应较慢，可延长至 72 次光疗后再评估是否无效而终止治疗[7]。

皮损完全复色后可停止光疗，也有学者建议完全复色后采用维持疗法，即光疗剂量和频次降低，以预防复发。

88. 白癜风患者接受家庭光疗的疗程是多久？

答：家庭光疗与医院光疗治疗疗程相同，标准治疗是每周 2 ~ 3 次，每次治疗间隔至少 24 小时，治疗周期至少 3 个月。根据复色情况，可以持续光疗更长时间。总之，只要有复色，就可以继续光疗[9]。

89. 白斑消退后需要继续光疗吗？

答：对于完全复色的皮损是否继续接受光疗，国内外意见不一。我国 2018 年版的《白癜风诊疗共识》不推荐白癜风患者进行维持光疗。白癜风工作组的 NB-UVB 光疗共识建议白斑复色后可以进行维持性光疗，以减少复发[7]。该共识指出，一旦达到最佳复色水平，可按照以下方案逐渐减少 NB-UVB 剂量：复色后第一个月内，每周光疗 2 次，第二个月频次降低为每周 1 次，第三、四个月降低为隔周 1 次，如果没有复发，则可以停止光疗。

90. 没有严格按照规定的治疗频率照光会影响疗效吗?

答:会。坚持遵循治疗方案能显著提高临床疗效。即每周 2 次或 3 次的频率进行光疗。数据显示,如果治疗中断(4 周内错失光疗次数在 2 次以上)则可能会影响疗效。

91. 中断治疗后的剂量应该如何调整?

答:患者应坚持遵循治疗方案进行光疗,以取得最佳疗效。如果光疗中断,考虑到皮肤对光疗的敏感性的改变,应重新调整治疗方案。依据中断的时间长短,治疗的剂量也有所不同:中断治疗 4 ~ 7 天应维持原剂量,8 ~ 14 天应降低原剂量的 25%,15 ~ 21 天应降低原剂量的 50%,超过 3 周应重新以初始剂量开始治疗[7]。

92. 白癜风进展期与稳定期的光疗方案有何不同?

答:快速进展期光疗起始剂量应比稳定期剂量小,一般为稳定期光疗剂量的 1/3 ~ 1/2[10],后续剂量根据患者光疗后的红斑反应进行递增。因为进展期如果光疗剂量过大,灼伤皮肤,则可能引起同形反应,加重病情。

93. 光疗联合其他疗法治疗白癜风有何优点?

答:白癜风治疗通常采用联合疗法。光疗联合其他疗法相对单一疗法有以下优势:

(1)疗效更快更好,能更快见效,可增强患者治疗的信心和依从性;

(2)光疗联合疗法可以减少光疗的累积剂量,减轻其长期不良反应，如光老化；

（3）光疗联合药物对比单纯使用药物，可减少药物的使用剂量及其不良反应。

94. 光疗常与哪些外用药联合使用？

答：白癜风光疗可以与多种外用药物联合使用，如糖皮质激素软膏（地塞米松、倍他米松、卤米松、氟替卡松软膏等）、钙调磷酸酶抑制剂（他克莫司、吡美莫司乳膏）、低浓度光敏剂（复方卡力孜然酊、补骨脂酊）、维生素 D_3 衍生物（卡泊三醇、他卡西醇软膏）。

95. 光疗联合外用药治疗时，两者的时间顺序是怎样的？

答：含有凡士林或者羊脂因子成分的药物会增加皮肤外层厚度，妨碍紫外线的吸收。通常建议，照光前 4 个小时内不要涂抹任何药物、化妆品及护肤品等[7, 8]，以免影响紫外线的穿透性。可以使用一些专业的矿物油以促进光渗透，同时也能起到润肤护肤的作用。光疗后可以涂抹外用药物，但有的专家认为对皮肤可能有刺激反应的药膏，比如卡泊三醇、维 A 酸乳膏等在光疗后不宜马上涂抹，建议间隔 2 小时后涂抹。

96. 家庭光疗可以联合外用复方卡力孜然酊等光敏剂吗？

答：不推荐两者联合使用。复方卡力孜然酊的使用说明书中建议使用后进行日光照射以取得疗效，而家庭紫外线光疗光谱多为 NB-UVB，与日光光谱不同。如果医生已经开具了复方卡力孜然酊且患者同时在进行家庭紫外线光疗，建议两者间隔使用，即光疗当天不使用复方卡力孜然酊。

97. 光疗常与哪些口服药联合使用？疗效如何？

答：进展期白癜风常需联合口服小剂量糖皮质激素以便较快地控制疾病发展。成人进展期白癜风可口服泼尼松 0.3mg/（kg•d），连服 1 ～ 3 个月，无效终止；进展期停止后每 2 ～ 4 周递减 5mg，至隔日 5mg，维持 3 ～ 6 个月。治疗前以及服药期间应进行血常规、肝肾功能、血糖、血压等检查，动态监测药物不良反应。

98. 光疗可以联合细胞移植、植皮术、植发术吗？

答：可以。光疗联合表皮移植可以提高移植的成功率。研究显示[11]，自体表皮移植术后联合光疗（包括 308nm、311nm）治疗局限性稳定期白癜风均优于单纯的表皮自体移植。需要注意的是，手术联合光疗进行治疗，一定要注意控制光疗的剂量，减少不良反应的发生。

99. 手足部光疗效果一直不好，有何联合治疗的方案？

答：手足部位皮损属于顽固性白癜风，临床光疗效果较差，无论是家庭光疗或者医院光疗，这个部位都是非常有挑战性的。可以尝试联合外用药物、点阵激光等方法，如果仍无效，可以进行表皮移植联合光疗等。

100. 节段型白癜风只用光疗疗效欠佳时可联合哪些治疗方案？

答：节段型白癜风恢复较慢，因此建议患者坚持光疗。如果光疗效果欠佳可以采用光疗联合外用药物、光疗联合抗氧化剂、手术联合光疗等。外用药物可选用强效糖皮质激素、钙调磷酸酶抑制剂、维生素 D_3 衍生物，单用一种或者两种联合交替外涂。稳定期还可联合手术治疗，如组织移植或细胞移植等。

101. 进展期进行光疗需联合其他药物吗？

答：进展期白癜风光疗时需联合药物治疗，而且快速进展期白癜风建议通过药物诱导稳定后才能开始光疗。通常联合系统用糖皮质激素、免疫调节剂、抗氧化剂等，局部外用糖皮质激素、钙调磷酸酶抑制剂、维生素 D_3 衍生物等[12]。

102. 大部分白斑经光疗后复色，但仅残余少许白斑一直不好怎么办？

答：大部分白斑经光疗后复色效果很好，但有一些白斑，如有些白斑缝隙、手足部白斑等起效较慢，可以采取点阵激光联合药物导入的方法进行治疗。

103. 有基础病的患者常规服用的药物会影响光疗效果吗？

答：有些药物会影响光疗效果，如常用的降压药双氢克尿噻、吩噻嗪等具有光敏性，服用这类药物的患者以常规剂量进行光疗时，发生灼伤的概率会增大。因此，进行光疗前要与医生充分沟通，包括告知自身基础疾病及所用的药物。此外，如果光疗期间用药有所变化，也应及时就诊，让医生根据情况调整治疗／光疗方案。

104. 过度增加单次照射剂量或增加照射频率会怎样?

答: 目前推荐的光疗照射剂量和频次是经过国内外多项临床研究综合得出的经验, 如果过度增加照射剂量或频率, 不仅不能提高疗效, 反而会增加灼伤的风险。一旦发生灼伤, 则会被迫暂停光疗, 反而延误病情; 严重者可能诱发同形反应, 加重病情。此外, 长期过多的照射紫外线会引起光老化。

105. 光疗后局部出现疼痛性红斑、水肿甚至水疱如何处理?

答: 光疗如果出现疼痛性红斑、水肿, 甚至水疱, 说明光疗的剂量太大。应立即停止光疗, 待红斑、水肿完全消退后才可以再继续光疗, 且照射剂量较上次剂量降低 20% ～ 50%。

106. 光疗发生灼伤, 在恢复期如何预防白斑扩散?

答: 在光疗灼伤的恢复期内, 需要暂停照光和外用抗白癜风药物的涂抹, 转而使用一些具有预防感染作用的药物, 比如氧氟沙星凝胶、莫匹罗星软膏, 以防止皮肤发生细菌感染。此外, 灼伤面积太大时, 还建议口服糖皮质激素药物防止病情进展。需要注意的是, 发生灼伤后, 患者应在医生指导下用药, 切忌擅自处理。

107. 停止光疗后的复发率是多少?

答: 白癜风有复发倾向, 但是从全球范围看复发率目前并无定论, 总体而言一年内复发率为 20% ～ 40%, 也有文献报道两年内复发率高达 75%[9]。由于白癜风的病因十分复杂, 因此具体到每一个患者时，医生很难判断会不会复发、什么时候复发、什么部位会复发。

108.经光疗白斑消退后如何防护可减少白癜风的复发?

答：做到以下几点有助于防止复发：

（1）时刻保持乐观心态；

（2）生活规律，饮食均衡；

（3）锻炼身体，增强体质；

（4）减少外伤，避免暴晒和摩擦刺激；

（5）配合医生，坚持规律的用药和光疗。

此外，进行光疗的患者，在取得治疗效果需要停止治疗时，应逐步减量而不是一下完全停止，这样也能够大大降低白癜风的复发概率。

109. 白癜风皮损恢复后色泽与正常皮肤有差别，能完全恢复吗?

答：白癜风恢复的过程中有几种情况，其中有一种情况是会出现粉红色反应，如果再继续治疗，可能会出现色素沉着，甚至比周围皮肤更深，不过随着时间的推移，1～2个月，甚至6个月，会慢慢恢复到和正常皮肤一样的颜色。

附：白癜风光疗案例

【案例1】

某肢端型白癜风患者，治疗前双手散在黄豆至蚕豆大小脱色斑，接受每周2次的308nm LED 光疗联合每月1次的点阵激光治疗，6个月左右脱色斑基本消失，随访7个月未见复发。表明光疗对白癜风有较好疗效。治疗前及治疗 1 个月、3 个月、5 个月和 7 个月后的皮肤情况见图 3-8A ～ E。

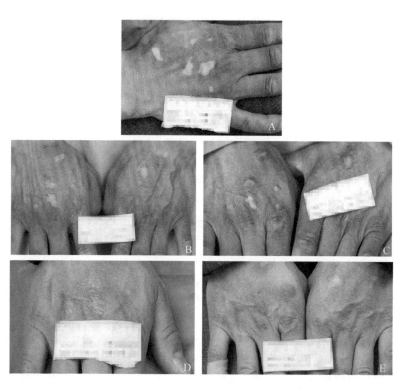

图 3-8 患者光疗联合点阵激光治疗前后双手皮肤改变情况

A. 治疗前；B. 治疗 1 个月后脱色斑色泽缓解，转为淡红斑；C. 治疗 3 个月后白斑面积缩小且白斑周围出现色素沉着；D. 治疗 5 个月后白斑基本消退，治疗频率减为每周 1 次；E. 治疗至 7 个月未见复发

【案例 2】

某白癜风患者髋关节、臀部及大腿有大片散在脱色斑，接受 NB-UVB 光疗，每周治疗 3 次。治疗 1 个月后初见成效。具体皮肤改变见图 3-9。

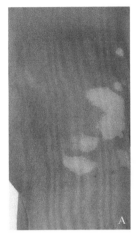
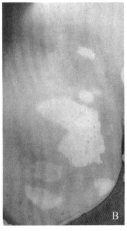
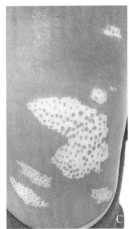

图 3-9　患者接受光疗前后皮肤改变情况

A. 治疗前：右侧髋关节、臀部及大腿散在片状脱色斑；B.NB-UVB 治疗 1 周后局部出现
少许毛囊性复色；C.NB-UVB 治疗 1 个月后脱色斑密集点状毛囊性复色

【案例 3】

某白癜风患者下腹部可见大片脱色斑，接受 NB-UVB 联合硫
辛酸（抗氧化剂）治疗有效，其治疗前及治疗 3 个月和 6 个月后皮
肤改变见图 3-10。

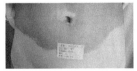
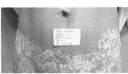
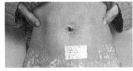

A(治疗前)　　　　　　B(治疗3个月)　　　　　　C(治疗6个月)

图 3-10　患者接受光疗联合硫辛酸治疗前后皮肤改变情况

A. 治疗前腹部大片边界清晰的脱色斑；B. 治疗 3 个月白斑中央出现大量黄豆至蚕豆大
小色岛，复色约 50%；C. 治疗 6 个月复色约 80%

【案例 4】

颈部有片状脱色斑的白癜风患者，接受 308nm LED 每周光疗

2次。治疗3个月复色达到80%。其治疗前后皮肤改变情况见图3-11。

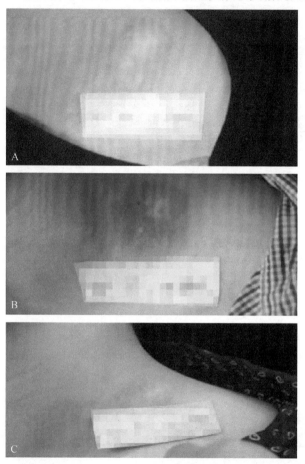

图 3-11　患者颈部脱色斑光疗前后皮肤改变情况

A. 治疗前；B. 光疗 1 个月后复色 50%；C. 光疗 3 个月复色 80%

参 考 文 献

［1］Bergqvist C，Ezzedine K. Vitiligo：a review［J］. Dermatol，2020，1-22.

［2］赵辨. 中国临床皮肤病学（下）［M］. 南京：江苏科学技术出版社，2000：1268-1274.

［3］Lee H，Lee M，Lee DY，et al. Prevalence of vitiligo and associated comorbidities in Korea［J］. Yonsei Med J，2015，56（3）：719.

［4］Nath SK，Majumder PP，Nordlund JJ. Genetic epidemiology of vitiligo：multilocus recessivity cross-validated.［J］. Am J Human Genetics，1994，55（5）：981.

［5］卢良君，许爱娥，关翠萍，等. 白癜风进展相关危险因素分析［J］. 中华皮肤科杂志，2011，44（1）：52-54.

［6］单晓峰，王长亮，庞静，等. 家庭内NB-UVB治疗白癜风93例疗效观察［J］. 中国麻风皮肤病杂志，2013，29（2）：92-95.

［7］Mohammad TF，Al-Jamal M，Hamzavi IH，et al. The Vitiligo Working Group recommendations for narrowband ultraviolet B light phototherapy treatment of vitiligo［J］. J Am Acad Dermatol，2017，76（5）：879-888.

［8］Mehta D，Lim HW. Ultraviolet B phototherapy for psoriasis：review of practical guidelines［J］. Am J Clin Dermatol，2016，17（2）：125-133.

［9］Taieb A，Alomar A，Bohm M，et al. Guidelines for the management of vitiligo：the European Dermatology Forum consensus［J］. Br J Dermatol，2013，168（1）：5-19.

［10］中国中西医结合学会皮肤性病专业委员会色素病学组. 白癜风诊疗共识（2018版）［J］. 中华皮肤科杂志，2018（4）：247-250.

［11］赵军磊，刘峰涛，付旭晖，等. 自体表皮移植联合光疗治疗白癜风临床观察［J］. 中国皮肤性病学杂志，（5）：547.

［12］Oiso N，Suzuki T，Wataya-Kaneda M，et al. Guidelines for the diagnosis and treatment of vitiligo in Japan［J］. J Dermatol，2013，40（5）：344-354.

第四章　银屑病的光疗与家庭光疗

1. 银屑病又称"牛皮癣"，它是一种癣吗?

答：银屑病俗称牛皮癣，但它并不是真正的癣，是一种免疫介导、遗传与环境因素相互作用所导致的多基因遗传病，病因复杂，典型皮疹为红斑上覆盖银白色鳞屑，无传染性。银屑病与真正的癣有很大区别，癣是指真菌感染引起的头癣、体癣、股癣、手足癣等皮肤病，临床上局部皮损处可以通过真菌检查发现菌丝或真菌孢子，使用抗真菌药物治疗能取得较好的效果。而银屑病使用抗真菌药物治疗是无效的。

2. 银屑病的发病率高吗?

答：银屑病全球发病率大约为 2%[1]，白种人中较多，黄种人其次，黑人较少。2008 年中国六省市银屑病流行病学调查结果显示银屑病患病率为 0.47%，依此推算，中国银屑病患者约在 600 万以上，且银屑病的发病率和患病率均有逐渐增加的趋势。银屑病可发生于任何年龄段，约 2/3 的患者在 40 岁以前发病，亚洲银屑病患者中 18%～21% 有甲的改变，11.2%～14.3% 可出现关节损伤[2]。

3. 为什么会得银屑病?

答：银屑病的病因涉及遗传、免疫、环境等多种因素。遗传背景是发病的基础，但并不是有了遗传背景就一定会得银屑病，还需要其他的诱发因素，常见的诱因包括上呼吸道感染、气候、外伤、饮酒、药物、精神紧张等。中医则认为银屑病多属血分热毒炽盛，营血亏耗，瘀血阻滞，化燥生风，肌肤失养[3]。当内因、外因结合在一起，就有可能罹患银屑病。

4. 银屑病的常见诱因有哪些？

答：银屑病可由多种因素诱发或加重[3,4]，其中感染、精神压力、药物、湿度、酗酒、吸烟等最为常见。例如咽炎或扁桃体发炎后全身可能突然出现米粒大小的红点。紧张、熬夜、精神打击等也容易使银屑病加重。因此，增强体质，避免感冒、酗酒、吸烟，保持心情愉悦等对银屑病的治疗及预防至关重要[5]。此外，大部分银屑病患者具有冬季加重，夏季减轻的特点[2]。

5. 银屑病会遗传给孩子吗？

答：银屑病会不会遗传，这是很多家庭都关心的问题。数据显示，31.26%银屑病患者有家族史，若父母有一方患有银屑病，其子女银屑病的发病率为16%；若父母均是银屑病，其子女的发病率攀升至50%[3]。孕期是否有皮疹及皮疹的严重程度均不影响遗传概率。银屑病虽有一定的遗传倾向，但遗传因素只是银屑病发病的因素之一，其发病还受到环境及其他因素的影响，过多的担忧会加重心理负担反而不利于疾病的治疗。

6. 银屑病冬季会加重吗？

答：大部分银屑病患者有冬重夏轻的现象，可能是由于夏天紫外线相对较强，可以起到自然光疗的作用，所以到了夏天，患者的病情相对轻一些，到了冬天，患者的病情相对严重些。除此之外，有调查显示我国银屑病发病率北方高于南方，表明银屑病还可能与寒冷、湿度有关。

7. 银屑病有传染性吗？

答：银屑病没有传染性。患者身上有大量皮屑脱落，不了解的人认为银屑病有传染性，身体其他部位皮疹增多也认为是搔抓或接触皮屑传染而来，这其实是不必要的担心。银屑病不是传染病，无论怎么接触都不会传染给他人，但是过度的搔抓或者撕皮可能会使皮损加重。希望广大患者及其他人群正确认识银屑病，摒弃错误的认识。

8. 患银屑病是免疫系统出了问题吗？

答：银屑病的发病与免疫力有关，但并非人们常说的免疫力低下，而是一种免疫功能的紊乱。银屑病患者体内存在有针对表皮细胞的自身抗体及功能紊乱的淋巴细胞，因此常用一些调整免疫的药物治疗银屑病。加强锻炼及服用一些增强免疫力的药物，虽然这些措施本身无直接治疗作用，但适当锻炼可提高免疫力，减少感冒的发生及舒缓心情，从而有利于银屑病的控制。

9. 感冒会诱发和加重银屑病吗？

答：临床的确有这种现象，最常见的是由溶血性链球菌引起的扁桃体炎及咽喉炎，会导致病情加重。报道显示，点滴状银屑病发病常与咽部急性链球菌感染有关，抗感染治疗后可使病情好转、皮损减轻或消退[4]。因此平时增强体质，注意保暖，预防感冒，可以减少银屑病的发生发展。

10. 摘除扁桃体有助于银屑病患者的恢复吗?

答: 不主张轻易摘除扁桃体。虽然很多儿童银屑病的发病与扁桃体感染有关,但摘除扁桃体无法保障病情一定能得到好转。部分患者摘除扁桃体后,虽短期内银屑病有好转,但也无法保障其长期缓解。再说扁桃体属于免疫器官,本身对感染具有一定的防护作用,所以不建议轻易摘除。当前的银屑病国内外指南亦没有推荐摘除扁桃体的这种疗法。

11. 银屑病女性患者可以怀孕吗?

答: 临床通常不会建议育龄期女性刻意避孕,原因包括:

(1)皮疹严重程度不影响遗传概率,从遗传学的角度,无论银屑病的病情如何,遗传的概率都不会变;

(2)怀孕期间,部分女性患者皮疹会减轻。

因此,病情相对稳定的银屑病患者可以怀孕,但需要注意怀孕前及怀孕期间所使用药物的不良反应,避免对患者及胎儿造成不良影响。

12. 精神紧张会加重病情吗?

答: 精神紧张、焦虑及心理应激等因素会诱发或加重银屑病[3,4]。可能是这些情绪引起的神经传导介质的变化影响了局部表皮细胞的正常增殖,继而发生皮疹。此外长期或过度的精神压力、焦虑还可能会影响到内分泌和免疫系统。因此,患者可以和医生、患友多交流沟通、相互鼓励,减少紧张、悲观情绪,保持积极乐观的生活态度有利于疾病的治疗及控制。

13. 抽烟、饮酒会加重病情吗?

答: 吸烟、饮酒均是银屑病的危险因素, 可加重银屑病病情[6]。众所周知, 吸烟危害人体健康, 而吸烟也是影响银屑病的因素之一。饮酒尤其是高频次饮酒和单次大量饮酒也可诱发或加重银屑病; 此外嗜酒可损伤人体免疫系统, 影响其对细菌、病毒的清除能力, 增加感染风险, 从而间接诱发或加重银屑病。

14. 银屑病患者可以吃鱼虾吗? 需要忌口吗?

答: 盲目忌口是不可取的。目前尚无有力证据证明某种食物对银屑病有诱发或加重的作用。建议患者做好 "食物日记", 如每次食用某种食物后银屑病都复发, 就不要吃这种食物。银屑病患者常常会出现大量脱屑, 从而丢失大量蛋白质, 因此高蛋白质的饮食非常重要, 鱼、虾、牛奶、鸡蛋白、禽畜的瘦肉等均是优质蛋白, 多食用有助于蛋白质的及时补充。此外, 高蛋白质饮食可提高人体抵抗力, 减少银屑病的加重和复发。因此饮食需因人而异, 不建议患者绝对忌口某种食物。

15. 哪些药物可能诱发和加重银屑病?

答: 某些降压、止痛类的药物可能会诱发银屑病, 如美托洛尔、硝苯地平、布洛芬等[3, 4], 抗疟药、二甲双胍、α 干扰素等也可促使病情加重, 患者需谨慎使用。此外, 一些患者听信所谓 "根治银屑病" 的广告, 滥服一些成分不明的药物, 这些药物中可能含有糖皮质激素, 服用后皮损短时间内消退, 但停药后易复发, 且病情可能会加重或恶化。所以, 银屑病患者切不可追求速效, 追求 "根治", 一定要到正规医院诊治, 不可轻信广告及江湖游医。

16. 头部及身体的鳞屑可以用热水烫洗并搓擦吗？

答：银屑病的皮肤鳞屑应避免使用热水烫洗或用力揉搓，水温不可过热，宜在37℃左右，泡浴后软化的皮损应避免撕扯。进行期的患者若局部过度搓擦可导致局部皮损加重，正常皮肤经搓擦后也可能会出现新发皮损。此外，洗澡时忌使用刺激性较大的肥皂，尤其是急性进行期和红皮病型银屑病等病情严重的患者更应引起重视。

17. 皮肤干燥需要外用润肤剂吗？

答：银屑病患者皮肤角质层含水量降低，屏障功能严重受损，因此保湿是银屑病的重要辅助治疗手段之一。《中国银屑病诊疗指南（2018版）》将润肤剂作为局部外用药物治疗的基础用药，其可增加药物渗透性，联合使用后可提高局部外用药物的疗效。寻常型银屑病进行期、红皮病型银屑病等银屑病患者尤其应加强润肤保湿。

18. 银屑病有哪些类型？

答：根据银屑病的临床特征，可分为寻常型、关节型、脓疱型和红皮型。其中寻常型占99%以上，可分为点滴状银屑病和斑块状银屑病。脓疱型银屑病又可分为泛发性和局限性两型。关节病型银屑病可分为对称性多关节型、非对称性少关节型或单关节型、远端指尖关节型、脊柱关节病型、残毁型[3]。

19. 银屑病分期及各期的特点是什么？

答：根据病情发展，寻常型银屑病可分为三个阶段：进行期、静止期、退行期。进行期特点为旧皮损不消退，新皮损不断出现，针刺、搔抓等损伤刺激可导致受损部位出现典型的银屑病皮损。静止期特点是无新皮损出现，旧皮损稳定不消退。退行期特点则是皮损缩小或变平，炎症基本消退，遗留色素沉着[4]。

20. 什么是寻常型银屑病?

答：寻常型银屑病可分为点滴状银屑病和斑块状银屑病[3, 4]。点滴状银屑病常发生于 30 岁以下的患者，发疹前 2 ～ 3 周常伴有呼吸道感染病史，皮疹多位于躯干和四肢近端，表现为境界清晰的 1 ～ 10mm 的红色丘疹、斑丘疹，色泽潮红；病程多有自限性，但也可发展为斑块状银屑病（图 4-1）。斑块状银屑病约占银屑病的 80% ～ 90%，表现为界限清楚的红色斑块，上覆银白色鳞屑，轻轻刮除鳞屑，则露出淡红透亮的一层薄膜，再刮则有点状出血现象。皮损可发生于任何部位，以躯干、四肢伸侧、头皮常见。皮损形态可呈点滴状、地图状、环状等，病情常反复，冬重夏轻（图 4-2）。

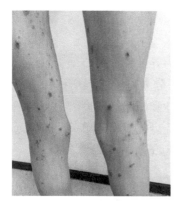
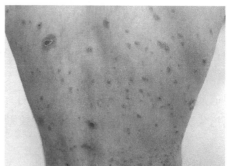

图 4-1　点滴状银屑病
双小腿屈侧、背部散在黄豆大小点滴状鳞屑性红斑

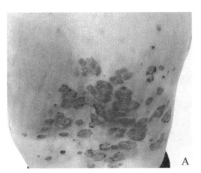
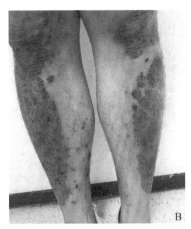

图 4-2　斑块状银屑病

A. 背部散在蚕豆至钱币大小肥厚性鳞屑性红斑；B. 双小腿胫前片状肥厚性鳞屑性红斑

21. 什么是红皮病型银屑病？

　　答：红皮病型银屑病是一种少见的重症银屑病，多因急性期某些因素刺激或治疗不当引起。表现为全身皮肤弥漫性潮红、浸润肿胀并伴有大量糠秕状鳞屑，红斑几乎覆盖整个体表（图 4-3）。由于皮肤表面大量角蛋白脱失导致体温调节功能改变，患者常伴有全身症状，如发热、畏寒、浅表淋巴结增大等[3, 4]。

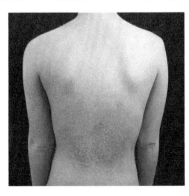
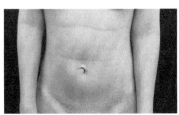

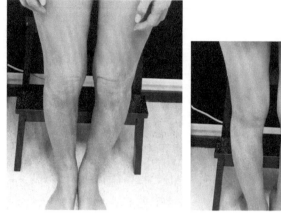
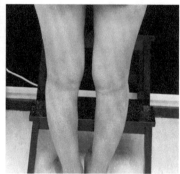

图 4-3　红皮病型银屑病

可见躯干红皮、四肢弥漫性红斑，外覆糠秕状鳞屑

22. 什么是脓疱型银屑病？

答：脓疱型银屑病分为泛发性和局限性[3, 4]。泛发性脓疱型银屑病发病较急，可由急性感染或治疗不当等因素诱发。表现为红

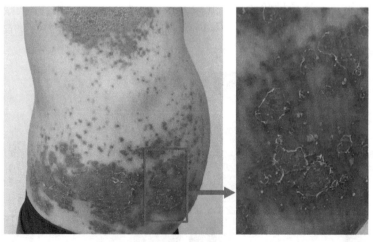

图 4-4　脓疱型银屑病

可见躯干散在片状边界不清红斑，其上散在针头大小脓疱，部分脓疱干涸脱屑

斑基础上密集针尖至粟粒大小脓疱，部分脓疱融合成大片脓湖，可伴有高热、肌痛、白细胞增多等现象（图 4-4）。局限性脓疱型银屑病通常局限于手掌及足跖。连续性肢端皮炎和掌跖脓疱病是局限性脓疱型银屑病的两个特殊类型。

23. 什么是关节型银屑病?

答：关节型银屑病也叫银屑病关节炎。银屑病除皮损外还可出现关节病变，多数患者关节症状继发于皮损后，但也有少数患者关节症状先出现，或与皮损同时出现。关节症状可轻可重，且与皮损无直接相关性。受累关节表现为肿胀、疼痛、晨僵及活动受限等，晚期可出现关节强直，导致残疾。高频超声及磁共振检查有助于银屑病关节炎的早期诊断。甲改变是关节型银屑病的典型特征[3]。

24. 银屑病患者内脏会受累吗?

答：银屑病最常累及皮肤，以皮肤病变为主要临床表现，但也可累及内脏器官，如肝脏、心血管等。银屑病患者心血管疾病的发病率是正常人群的 10 倍以上，中重度银屑病患者常合并糖尿病、心血管疾病、高血压、肥胖等疾病，称为银屑病共病。目前认为银屑病合并自身免疫性疾病、心理疾病以及一些肝肾疾病的风险比正常人群高。

25. 儿童银屑病有什么特点?

答：银屑病在儿童的发病率约为 1%，且 1/3 的银屑病患者为儿童发病[7, 8]。常见的诱发因素为感染，如咽喉炎或扁桃体炎、精神压力、肥胖、二手烟等[7]。避免咽喉部感染、控制体重可有效控制银屑病的复发及加重。与成人类似，儿童银屑病患者也存在关节炎、心脏疾病、高血脂、肥胖、糖尿病等银屑病共病。此外近期有报道哮喘与儿童银屑病并发，早期干预对疾病的预后至关重要。

26. 银屑病需要做化验检查吗？

答：需要。一些相关的实验室检查有助于了解银屑病的发病原因，其他脏器受损情况，治疗方案的选择，疗效及不良反应的判断等。如行咽拭子、免疫学检查等可以帮助判定发病原因；类风湿因子检查、影像学检查有助于判断关节受累情况；肝肾功能检查可以对当前内服药的不良反应进行监测；生物制剂治疗前需排查感染、肿瘤等指标[3]。

27. 银屑病需要和哪些皮肤疾病鉴别？

答：寻常型银屑病表现不典型时需要与慢性湿疹、玫瑰糠疹、二期梅毒、蕈样肉芽肿等鉴别；头皮和面部受累需与脂溢性皮炎、头癣鉴别；指趾甲受累者需与甲真菌病、甲扁平苔藓等鉴别；生殖器部位银屑病需要与性传播疾病相鉴别；关节型银屑病需与类风湿关节炎、强直性脊柱炎等鉴别；红皮病型银屑病需与其他原因的红皮病鉴别，如湿疹、毛发红糠疹等[3, 4]。

28. 银屑病能"断根"吗？

答：目前银屑病尚不能根治，部分患者经过有效治疗后可以不复发，但绝大多数患者症状缓解后又会复发。就如同感冒，这次治好之后，后续可能还会再次感冒。正确认识对待银屑病，保持积极乐观的心态，即使银屑病反复发作也并不可怕，目前的医疗水平对各种银屑病都能有效地控制。切不可轻信各种"根治"永不复发的"特效药"或"特效疗法"。

29. 银屑病的治疗目标是什么?

答:《中国银屑病诊疗指南》(2018 版)提出[3],银屑病治疗的目的是控制及稳定病情,减缓发展进程,减轻红斑、鳞屑、斑块、瘙痒等症状。尽量避免复发及诱发加重的因素,减少治疗的近期及远期不良反应。控制与银屑病相关的并发症,提高患者生活质量。

30. 如何根据银屑病的严重程度选择治疗?

答:治疗银屑病首先应评估病情的严重程度。患者可使用简单界定银屑病严重程度的方法进行自我评估,受累面积占体表面积(body surface area, BSA)< 3%(自身单只手掌面积为1%体表面积)为轻度银屑病,占比 3% ~ 10% BSA 为中度银屑病,≥ 10% BSA 为重度银屑病。轻度银屑病可仅外用药物治疗;中、重度银屑病则需外用药物联合光疗或系统治疗,甚至需要采用生物制剂治疗。

31. 甲氨蝶呤、阿维 A、环孢素常用于治疗哪些银屑病患者? 有何用药注意事项?

答:以上三种药物均为治疗银屑病的传统用药,适用于各型中重度银屑病。使用注意事项如下:

(1)传统的治疗药物不良反应较多,一般单用,仅在疗效不满意时才考虑联合使用;

(2)使用前要充分完善检查,排除使用禁忌证。使用期间一定要定期监测血常规、肝肾功能、血压、血脂等指标;

(3)一般不可用于妊娠、哺乳期妇女、近期有怀孕计划的妇女等特殊人群。

32. 生物制剂适用于何种银屑病?

答:《中国银屑病诊疗指南(2018 版)》指出生物制剂适用于中、重度的斑块状和关节病型银屑病的治疗。生物制剂使用前需除外使用禁忌证,还应至少符合下列 1 条才能使用:

(1)采用标准系统性治疗后,发生严重不良反应的风险较高;

(2)无法耐受标准系统性治疗;

(3)标准系统性治疗疗效欠佳;

(4)患有并发症无法使用标准系统性治疗;

(5)病情危及生命[3, 9]。

33. 生物制剂的不良反应有哪些?

答:使用生物制剂常见的不良反应有:

(1)注射部位反应(红斑或斑块)或输液反应;

(2)增加结核病、肝炎及其他感染的机会;

(3)生物制剂可拮抗肿瘤坏死因子,增加恶性肿瘤发生风险;

(4)心血管事件的发生概率增高。

不同生物制剂的不良反应各有不同,因生物制剂批准用于治疗银屑病的时间较短,其长期的安全性和有效性仍需进一步观察[3, 9, 10]。

34. 使用生物制剂前、使用期间要检测哪些指标?

答:参考《中国银屑病生物治疗专家共识(2019)》和《中国银屑病诊疗指南(2018 版)》,银屑病患者使用生物制剂治疗前需筛查血常规、肝功能、C 反应蛋白、抗核抗体、妊娠试验以及感染相关指标如各种肝炎病毒标志物、HIV 抗体、结核筛查(PPD 试验和 X 线胸片),有条件应做 T-Spot 检查,必要时需进一步做胸部 CT 及 HBV DNA 定量。

治疗开始后需定期询问病史和体检，监测药物过敏反应、妊娠试验、潜在或活动性结核、肝炎病毒复制情况和血常规、肝功能等实验室指标；注意监测恶性肿瘤。每半年复查临床实验室指标，若肝炎或结核病等检测指标阳性，则应缩短复查周期的间隔时间[3, 11]。

35. 银屑病常用外用药有哪些？

答：目前治疗银屑病常用的外用药物包括：润肤剂（银屑病的基础外用制剂）；维生素 D_3 衍生物（抑制表皮增殖，促进角质分化和免疫调节）；糖皮质激素（可采用间歇、轮换和序贯等治疗方案，避免长期持续外用引起的皮肤萎缩、毛细血管扩张、萎缩纹等）；维 A 酸类药物；钙调磷酸酶抑制剂；角质促成剂；角质松懈剂；复方制剂等。

36. 隐私部位银屑病皮疹的外用药治疗原则是什么？

答：腋窝、腹股沟、肛周、生殖器周围等隐私部位的皮肤较为敏感，外用药的治疗原则是温和不刺激。如皮疹局部较为湿润，可选择氧化锌等有收敛作用的药膏；如皮疹较为干燥，可选择尿（囊）素软膏等具有保湿润肤作用的药膏。他克莫司、吡美莫司及他卡西醇软膏，这类药物刺激性小，均可以使用；而维 A 酸类药膏、卡泊三醇软膏有一定刺激性，不建议使用[3]。

37. 银屑病甲应该如何治疗？

答：银屑病患者中约 50% 伴有指甲损害，指甲损害影响美观，对患者的生活、工作造成不同程度的影响。一般而言，患者可以进行封包治疗，即将指甲削薄、涂上药膏（如卡泊三醇倍他米松软膏、氟轻松软膏、卡泊三醇软膏）之后，用薄膜进行封包治疗。如果外用药物效果差，也可以应用 PUVA、脉冲染料激光或生物制剂等治疗[3]。由于指甲生长速度缓慢，治疗起效时间通常需要 4～6 个月，许多患者治疗 1 年后才会达到较好的疗效[3]。

38. 银屑病头部皮损应该如何治疗？

答：头部皮损常采用外用药物进行治疗，最常用的是糖皮质激素、卡泊三醇搽剂、卡泊三醇倍他米松凝胶等。卡泊三醇倍他米松凝胶是包含卡泊三醇及倍他米松两种成分的凝胶，一般 1～2 周见效，疾病控制后可逐渐替换成不含激素的卡泊三醇搽剂维持治疗。涂抹外用药时建议将头发剪短，否则会一定程度上影响治疗效果。也可采用光疗，如 NB-UVB 治疗梳，操作方便快捷。

39. 关节型银屑病有哪些好的治疗方法？

答：在制定治疗方案时，应充分评估患者的关节损害类型及损害程度。轻度关节炎可选用塞来昔布或布洛芬等治疗。轻度关节炎疗效不佳者、中重度患者首选甲氨蝶呤，该药对关节炎及皮损均有效；来氟米特、柳氮磺胺吡啶对关节炎有效，但对皮损无明显疗效。环孢素对关节炎及皮损均有效，但潜在的不良反应限制了其长期使用。功能受累的关节炎建议尽早使用生物制剂，防止关节损害进展并使功能快速恢复[3]。

40. 银屑病患者日常的饮食和生活习惯方面有哪些需要注意？

答：患者在现有的生活环境下要充分保证饮食结构均衡，保障充足的蛋白质摄入，不随意忌口。有证据证明肥胖是银屑病的一个重要诱发因素，因此患者需调整饮食，适当运动，控制体重。生活习惯方面，要尽可能做到规律起居、少熬夜，控制饮酒和吸烟，避免居住在阴暗潮湿的环境。这样坚持下来，对于银屑病的治疗与控制都有比较好的作用。

41. 什么类型的银屑病可以接受光疗？

答：除红皮病型、脓疱型银屑病的急性发作期，大多数类型的银屑病（包括进行期）都可以选择光疗，但是不同光疗类型的选择存在差异。中、重度寻常型银屑病，关节病型银屑病皮损治疗可选择 311nm UVB、靶向光疗（308nm 准分子激光和 308nm 准分子光，308nm LED 光）、PUVA 即 UVA 联合补骨脂素；局限性和掌跖脓疱型银屑病可选择 PUVA、靶向光疗。特殊部位如腋窝、腹股沟、会阴部等可考虑靶向光疗[1]。

42. 哪些银屑病患者适合家庭光疗？

答：光疗在银屑病治疗方法中是疗效显著的治疗手段，因其不良反应小而被广泛用于银屑病的治疗。除了局部小面积的寻常型银屑病可以使用家庭光疗外，范围较大的静止期寻常型银屑病患者也可以进行家庭光疗，尤其是斑块状银屑病。

43. 进行期的患者可以进行家庭光疗吗？

答：除了光过敏的患者外，寻常型银屑病患者不论是进行期还是静止期均可使用光疗，只是银屑病静止期和消退期使用光疗的效果及安全性更好。进行期银屑病患者也是光疗的适应证，但进行期患者皮肤较敏感，局部轻微刺激可导致皮损加重，甚至会导致正常皮肤发生银屑病皮损。若无丰富的光疗经验，进行期患者此时接受不恰当的光疗剂量也可导致银屑病病情加重。因此，进行期的银屑病患者建议先在医院进行光疗，待病情稳定后可以在医生指导下转为家庭光疗。

44. 夏季病情加重的银屑病患者可接受家庭光疗吗？

答：部分银屑病患者暴露于日光后病情恶化或出现新的皮损，属于光敏性银屑病。这类患者不推荐进行家庭光疗，以免加重病情。

45. 红皮病型银屑病可以接受光疗吗？

答：红皮病型银屑病是病情相对较重的银屑病类型，它的治疗比较复杂，但光疗不是首选的治疗手段。红皮病发作期间不建议进行光疗，也不建议红皮病型银屑病患者自己在家中做光疗。

46. 脓疱型银屑病可以接受光疗吗？

答：脓疱型银屑病可分为全身泛发性脓疱型银屑病和掌跖脓疱型银屑病。全身泛发性脓疱型银屑病，不建议进行光疗；掌跖脓疱型银屑病可以在医生指导下进行光疗。掌跖脓疱型银屑病仅做光疗疗效较慢，多需要联合其他治疗方法，如局部外用中强效的糖皮质激素软膏，严重者可联合选择系统性药物治疗。

47. 哪些银屑病患者不适合接受家庭光疗？

答：以下银屑病患者不适合进行家庭光疗：
（1）脓疱型银屑病、红皮病型银屑病患者；
（2）合并光疗禁忌证的患者，如 Bloom 综合征、着色性干皮病、系统性红斑狼疮等；

（3）不能正确使用家庭光疗仪者；

（4）不能正确理解银屑病光疗方案者。

48. 311nm UVB 家庭光疗适合哪些银屑病患者？

答：311nm UVB 的家庭光疗仪有手持式、半舱式、全舱式等多种大小不同的产品，皮损局限或泛发的寻常型银屑病患者均可进行 311nm UVB 家庭光疗。患者根据自己皮损面积的大小及分布部位，选择适合自己的产品。全身泛发的患者可选用全舱式或半舱式光疗仪；皮疹局限的患者则可选择半舱式或手持式光疗仪。

49. 308nm UVB 家庭光疗适合哪些银屑病患者？

答：目前 308nm UVB 可用于家庭治疗。由于 308nm UVB 散热技术等原因限制，其照射面积有限，仅能满足小面积治疗的需求。因此病变面积较小、皮损比较分散，或者头皮银屑病患者比较适合进行 308nm UVB 家庭光疗（图 4-5）。此外，一些特殊部位的银屑病如腋窝、乳房下、腹股沟等也可选择 308nm UVB 家庭光疗。

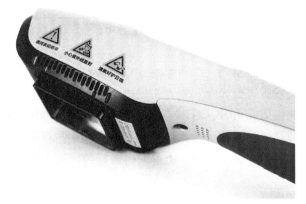

图 4-5　适用于小面积皮损治疗的 308nm UVB 光疗仪

50. 皮损受累面积不同是否需选用不同的家庭光疗仪?

答:选用家庭光疗仪需结合自身的皮损面积及分布部位,面积不同则选用不同的设备。皮疹面积较小,比较分散,可以选用手持式家庭光疗设备;面积大或全身泛发的皮疹更适合选用半舱式或全舱式光疗设备。

51. 全身多处皮损但很分散的银屑病患者,是建议在医院照全舱还是自行用小型光疗仪?

答:不建议用小型光疗仪,因为这样需要照射的时间较长,对于全身多处散发的寻常型银屑病患者,优先推荐在医院进行全舱光疗。在医院治疗除了效率高之外,还可与医生和护士精准互动,便于患者全面理性地了解光疗的治疗方案、注意事项、不良反应等,这些经历都有利于后期患者进行家庭光疗管理。当患者建立治疗体验后,可与医生沟通,选择适合自己的全舱式或半舱式光疗仪在家接受家庭光疗,辐照面积较大的光疗仪能够短时间完成这类照射,大大缩短治疗时间。

52. 头部银屑病皮损有特殊类型的家庭光疗仪吗?

答:头发会阻挡光线而影响光疗效果,因此头部银屑病患者建议剃掉头发后进行光疗。剃光头发进行治疗方便、有效,但不适用于所有的银屑病患者,对不考虑剃发的患者建议使用光疗梳。光疗梳的原理是通过将梳子插入灯管架上,在使用过程中,一边梳一边照,使光直接照射在头皮,也可取得较好的疗效(图 4-6)。

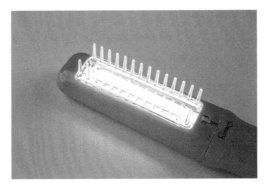

图 4-6　光疗梳

53. 311nm UVB 治疗银屑病的原理是什么?

答: 311nm 的 UVB 光疗可以诱导淋巴细胞凋亡, 减少皮肤局部淋巴细胞数量, 从而调节局部的免疫反应及炎症反应。这是 NB-UVB 照射治疗银屑病的主要机制。同时 NB-UVB 照射还可调节内分泌功能, 改善机体免疫状况。此外, NB-UVB 光疗还具有止痒作用, 能缓解皮损的瘙痒, 减少搔抓刺激[12, 13]。

54. 308nm UVB 治疗银屑病的原理?

答: 308nm UVB 治疗银屑病的原理与 311nm UVB 基本相同。但 308nm UVB 多为靶向光疗, 通常强度较高, 使用的剂量也较高, 因此相比 311nm UVB, 308nm UVB 起效更快, 治疗总次数相对较少。

55. 家庭光疗治疗银屑病的疗效如何?

答: 家庭光疗治疗银屑病的疗效与医院内光疗相同。一项对医院光疗和家庭光疗治疗银屑病疗效的比较研究, 结果显示在家中进行 UVB 光疗与在医院进行 UVB 光疗, 不管是皮疹好转, 还是生活质量的提高，两者的疗效相似。此外，家庭光疗明显降低了患者的时间及经济成本，且家庭光疗便于操作，患者治疗依从性明显提高。

56. 311nm UVB 治疗起始剂量是多少？

答：MED 为最小红斑量，是指在一定光源距离下，特定的个体、部位接受光照后 24 小时产生肉眼可观察到的红斑所需的剂量。《中国银屑病诊疗指南（2018 版）》推荐 311nm UVB 光疗用于银屑病的初始剂量为 0.5 ～ 0.7MED。经验疗法可以根据患者的皮肤类型、治疗经验确定初始剂量，如Ⅲ型、Ⅳ型皮肤（我国人群多为此类型皮肤）的初始剂量推荐为 300 ～ 400mJ/cm^2。

57. 308nm UVB 治疗起始剂量是多少？

答：308nm UVB 治疗面积比较局限，可针对皮损进行照射治疗。使用 308nm UVB 治疗时需结合皮肤类型及皮疹厚度决定治疗的起始剂量。肥厚的银屑病斑块起始剂量一般为 1 ～ 2MED，也可以根据临床经验决定初始治疗剂量。我国人群初始剂量推荐如下：

（1）头面部 200 ～ 400mJ/cm^2；

（2）躯干 300 ～ 500mJ/cm^2；

（3）四肢屈侧 200 ～ 400mJ/cm^2，伸侧为 300 ～ 600mJ/cm^2。

58. 311nm UVB 一周治疗几次比较合适？

答：NB-UVB 光疗的治疗频次通常每周 2 ～ 3 次，每周 3 次起效更快，两次光疗之间至少间隔 24 小时。部分银屑病患者由于治疗心情急切，常自行采取每日光疗 1 次的频率，认为提高治疗频率可提高疗效，但这种做法是不提倡的。研究显示 NB-UVB 天天照射与每周接受 3 次光疗的疗效无差异，相反天天照射会增加光疗所致的皮肤干燥等不良反应。

59. 308nm UVB 一周治疗几次比较合适?

答：308nm UVB 推荐治疗频次为每周 2 ～ 3 次[14]，若医院内采用高剂量治疗时可每周治疗 1 ～ 2 次。家庭光疗应在医生指导下调整剂量，不可自行加大剂量治疗，以免产生红肿、水疱、疼痛等不良反应。

60. 如何根据光疗后患者的治疗反应逐渐增加照射剂量?

答：根据上次治疗后的皮肤反应进行增减。治疗后如无明显红斑或轻度红斑 24 小时内可消退，可递增上次剂量的 10% ～ 20%；出现轻度红斑，红斑持续 24 ～ 72 小时，维持原剂量照射；出现中、重度红斑，红斑持续 > 72 小时，待红斑消退，可继续治疗，但是照射剂量需减前次剂量的 10% ～ 20%；出现痛性红斑或水疱，应暂停治疗，并作对症处理。

61. 头部银屑病的光疗剂量及光照时间相比躯干部位是否可以大一些?

答：是的。一方面，头皮银屑病皮疹比较顽固；另一方面，头发可阻挡紫外线，影响光疗效果，因此，头部光疗时建议剃光或剃短头发，照射剂量和照射时间可以适当增加，以达到较好效果。

62. 接受家庭光疗多久后会起效?

答：银屑病患者进行家庭光疗的疗效与医院内光疗相似。大多数皮损经过 20 次左右的光疗即可明显见效。如治疗 30 次仍未见改善，则应考虑更换治疗方案或者联合其他治疗方案。

63. 如何根据皮损变化判断家庭光疗是否起效？

答：患者可以自己观察皮损情况判定家庭光疗的效果，如果未出现新发皮损，原皮损出现以下变化之一，则判断为有效：

（1）皮损面积减小；

（2）斑块肥厚程度减轻，鳞屑变薄、减少；

（3）皮损红斑减轻，色泽变淡。

这三个指标也是银屑病严重程度评分（PASI 评分）的标准，建议光疗有效者应坚持治疗。

64. 311nm UVB 治疗银屑病的单次最大照射剂量是多少？

答：311nm UVB 治疗的最大照射剂量与皮肤类型相关。皮肤类型分为以下 6 型：Ⅰ型极易晒红、从不晒黑；Ⅱ型容易晒红、轻微晒黑；Ⅲ型有时晒红、有时晒黑；Ⅳ型肤很少晒红、中度晒黑；Ⅴ型罕见晒红、呈棕红色；Ⅵ型从不晒红、呈黑色。

各类型皮肤面部治疗的最大剂量均为 1000mJ/cm²。躯干部位根据皮肤类型的不同治疗最大剂量存在差异，即Ⅰ、Ⅱ型为 2000mJ/cm²，Ⅲ、Ⅳ型为 3000mJ/cm²，Ⅴ、Ⅵ型为 5000mJ/cm²[14]。

65. 308nm UVB 治疗银屑病的单次最大照射剂量是多少？

答：根据我国大多数人的皮肤类型，308nm UVB 推荐最大剂量为 3000mJ/cm²。但由于临床使用的 308nm UVB 多为靶向光疗，照射面积小，每周仅治疗 1 次，因此实际治疗中不少医生会将最大剂量加至 5000mJ/cm^2。但使用 308nm UVB 进行家庭光疗时，建议患者最大剂量不超过 3000mJ/cm^2，以免灼伤皮肤。

66. 达到最大剂量之后的照射剂量是逐渐下调吗？

答：这个问题分为两种情况：第一种，照射剂量达到单次最大剂量且取得较好疗效但未治愈者，可继续以此剂量进行照射直至皮损基本消退，然后照光剂量逐渐递减，维持治疗。对于银屑病患者，当皮损消退 80% ～ 90% 后，即可进行维持治疗。第二种情况，照光剂量已经达到单次最大剂量，但是疗效不理想，此时建议患者暂停光疗 3 个月左右后再次尝试光疗，可能取得更佳疗效。

67. 不同部位的皮损在照光后恢复的速度不一样，该如何处理？

答：由于光敏感性差异、皮疹厚度不同，不同部位的皮损恢复速度会不一样。此时要根据各部位的恢复程度调整治疗方案。已经完全恢复的皮损，可以进行维持性光疗。还未恢复的皮损应继续按治疗方案递增剂量，直至达到最大剂量，再以最大剂量照射至皮损恢复，此后便可以维持光疗。部分皮损比较顽固，恢复到一定程度后无论怎么照射都不再好转，此时应到医院就诊调整治疗方案。

68. 银屑病患者光疗达到临床痊愈后需要维持治疗吗？

答：需要。众所周知，银屑病可以治愈但不能根除，为使皮损消退后能保持较长时间不复发，光疗后的维持治疗显得尤为重要。不同患者维持周期不同，如果复发后重新光疗会比较麻烦，建议光疗后进行维持治疗。相对于长期系统维持治疗所带来的不良反应，光疗的不良反应微乎其微。光疗的主要不良反应为皮肤干燥、色素沉着及光老化，适当的润肤及防晒可减轻其不良反应。

69. 银屑病患者光疗达到临床痊愈后如何进行维持治疗？

答：银屑病皮损基本消退（＞95%）可开始进行维持治疗。常用的维持治疗方案为使用最终治疗剂量每周 1 次，治疗 4 周；然后降低为 75% 最终剂量，每两周 1 次，治疗 4 周；再降低为 50% 最终剂量，每两周 1 次，治疗 4 周，之后停止治疗[1]。

70. 维持治疗可以减少复发吗？

答：皮损清除后可以进行维持治疗，以延长缓解期，减少复发。对 NB-UVB 光疗后皮损消退的斑块型银屑病患者随访 1 年，结果显示维持治疗组有 57% 的患者仍处于缓解期，而未进行维持光疗的患者仅有 17% 的患者处于缓解期，因此说明 NB-UVB 可用于维持治疗，并可减少复发[15]。目前国内外的多个银屑病治疗指南均推荐银屑病光疗要实施维持治疗。

71. 如何根据病情缓解情况停止光疗？

答：以下三种情况可考虑停止光疗：

（1）若光疗后皮疹基本消退，则开始进行维持治疗，维持治疗结束后，可停止光疗；

（2）若光疗初期有效，治疗一段时间后皮疹好转不明显，考虑治疗达到平台期，可暂停光疗 2 ～ 3 个月后继续光疗；

（3）若连续光疗 3 ～ 6 个月后皮疹无明显疗效，则考虑患者对光疗不敏感，可更换治疗方案或者联合其他治疗方案[1]。

72. 银屑病患者在什么情况下需要暂停或者停止光疗?

答:需要经医生评估后决定是否停止光疗。一般出现以下情况可考虑停止光疗:

(1)出现严重不良反应,如红斑和水疱,此类情况多见于光敏感者或者隐瞒前次治疗时间及治疗后反应情况导致此次治疗剂量过大;

(2)治疗达到平台期,即光疗初期有效,随后即使继续加量治疗,皮疹消退亦不明显;

(3)光疗不敏感者,患者连续光疗3~6个月皮疹无明显改善。

73. 家庭光疗治疗银屑病的不良反应有哪些?

答:家庭光疗的不良反应与医院光疗相同,剂量太大时可引起红斑、水疱等急性不良反应,长期照射后可出现皮肤干燥、变黑等。此外长期光疗可能会导致皮肤光老化及增加皮肤肿瘤发生的风险,但目前研究尚未证实 NB-UVB 有增加皮肤肿瘤的风险[1, 12]。

74. 光疗时照到了正常皮肤有何影响?

答:皮损面积小建议进行局部光疗。皮损面积较大的患者可以进行全身光疗,全身光疗时实际上也会照到正常皮肤。正常皮肤被照射后可能出现红斑、瘙痒、皮肤变黑等不适,无须惊慌,大多数红斑、瘙痒可在24~48小时内消退,若出现有红斑、灼痛、水疱等不适则需要咨询专业人士,在专业人士的指导下处理。

75. 如何减轻光疗后部分患者出现的皮肤干燥及瘙痒加剧?

答:光疗后皮肤出现干燥、瘙痒等不适,可通过以下方法缓解:

（1）光疗前使用增透油，增透油有利于光的穿透，提高光疗效果，还有一定的润肤作用，可预防光疗导致的皮肤干燥，但应薄涂，涂抹过厚反而会影响光疗效果；

（2）光疗后及时润肤，减缓皮肤干燥、瘙痒的症状。此外，银屑病患者平时也应多使用保湿润肤霜，这是银屑病最基础的皮肤护理。

76. 光疗后出现皮损加重是什么原因？

答：少数银屑病患者在光疗后皮损加重，可能属于光敏性银屑病。这类患者需进行光敏试验，以帮助诊断。如果确诊是光敏性银屑病，应停止光疗，改用其他治疗方案。此外，光疗方案不科学亦可引起疾病加重，如进行期红皮病型银屑病进行光疗可刺激皮肤加重病情，因此需在专业医生的指导下进行紫外线光疗。

77. 如何处理单次照射剂量过大导致的皮肤烧灼感甚至红斑、水疱？

答：如果光疗后出现红斑、水疱等严重的不良反应，首先应暂停光疗。仅有轻度红斑而无其他不适的，可观察，暂不处理，等待症状完全消退后再行光疗，光疗剂量应较上次减少 20%。如果出现红斑且有疼痛或灼热感、甚至水疱，可先局部冷敷或外用糖皮质激素乳膏（如卤米松）等。若症状较重或上述处理无效者，应及时到医院就诊。

78. 中断家庭光疗后如何调整治疗剂量？

答：家庭光疗简便易行，患者可根据自身情况灵活协调治疗时间，因此大多数患者能坚持治疗，极少中断。如果因特殊原因不得不暂停治疗，再次恢复治疗时治疗剂量需要进行调整：中断治疗 4～7 天维持原剂量治疗；中断 8～14 天剂量调整为原剂量的 75%，中断 15～21 天剂量为原剂量的 50%，超过 3 周应从起始剂量开始治疗[14]。

79. 家庭光疗时可联合使用哪些局部外用药？

答：银屑病患者进行家庭光疗时可以与局部外用药联合使用，以增强疗效，减少药物的使用量及光疗的累积剂量，如卡泊三醇乳膏、糖皮质激素乳膏，维 A 酸类药物；维 A 酸类因有局部刺激症状，面部、眼周、外阴及皮肤皱褶部位应避免使用。外用药物不建议在光疗前后 2 小时内使用，以免影响光疗疗效。

80. 光疗联合药物时，是先光疗后擦外用药，还是先擦外用药再光疗？

答：临床上常采用光疗联合外用药，不仅可提高疗效，还可减少紫外线累积剂量。但有的药物可妨碍紫外线的穿透性，如在光疗前使用可降低光疗的效果。有的药物有一定的刺激性，而照光后短期内皮肤处于敏感状态，光疗后马上使用可加重对皮肤的刺激。因此，除医生开出的光敏剂，其他外用药物建议在光疗前后 2 小时内不要使用。

81. 家庭光疗联合局部外用润肤剂的注意事项有哪些？

答：家庭光疗联合润肤剂的注意事项：除平时每日 2 次常规使用外，光疗当天应在光疗结束后使用润肤剂，以缓解光疗引起的皮肤干燥、瘙痒。此外，在光疗前可适度涂抹增透油，这对软化皮屑、减少光反射、增加光穿透有一定的帮助，但应薄涂，涂抹过厚反而会影响光疗效果[3，14]。

82. 家庭光疗联合局部外用糖皮质激素应注意哪些事项？

答：需注意糖皮质激素长期外用的不良反应。糖皮质激素长期外用可导致皮肤出现毛细血管扩张、皮肤潮红、萎缩，多毛等症状，面部、腋下、腹股沟等部位皮肤娇嫩，更加容易出现上述症状，应避免长期使用。另外需要注意光疗与外用药物的使用间隔，一般建议两者间隔 2 小时以上 [3]。

83. 家庭光疗联合局部外用维 A 酸类药物应注意哪些事项？

答：维 A 酸类药物（包括口服、外用）可以降低紫外线的红斑阈值，易出现红斑等不良反应，因此家庭光疗联合维 A 酸类药物治疗时要注意降低光疗剂量。此外，外用维 A 酸类药物有局部刺激性，面部、眼周、外阴及皮肤皱褶部位应避免使用 [3]。

84. 家庭光疗联合局部外用卡泊三醇软膏应注意哪些事项？

答：家庭光疗联合卡泊三醇软膏治疗不仅可以提高疗效，而且可减少紫外线的累积剂量。在联合治疗时，卡泊三醇应在照射结束后 2 小时后外用 [3]。

85. 家庭光疗时可联合使用哪些系统用药？

答：常用的联合系统治疗药物有：

（1）维 A 酸类：如阿维 A 胶囊等，维 A 酸可使增厚的角质层变薄，利于 NB-UVB 穿透，从而能减少照射累积量，两者具有协同作用。但维 A 酸可产生延迟光敏反应，联合使用时需适量降低光疗剂量；

（2）甲氨蝶呤：两者联用不仅能增加甲氨蝶呤的疗效，还能减少 UVB 的累积剂量；

（3）其他：对于重度患者，常规治疗欠佳，可考虑联合使用生物制剂[3]。

86. 家庭光疗如何联合甲氨蝶呤进行治疗？

答：光疗联合甲氨蝶呤常用的有 3 种方法：

（1）甲氨蝶呤控制炎症后开始 NB-UVB 照射；

（2）在 NB-UVB 照射初期，短期口服甲氨蝶呤；

（3）对 NB-UVB 治疗反应较差者，加用甲氨蝶呤，增加疗效，达到疗效后，停用甲氨蝶呤，单用 NB-UVB 维持治疗。

由于甲氨蝶呤有光敏作用，治疗后 48 ～ 72 小时要避免接受光疗，常用的方法是每周一、三、五光疗照射，周五口服甲氨蝶呤。家庭光疗患者常推荐使用上述后两种疗法[3]。

87. 口服阿维A联合光疗治疗时,如何平衡光敏与疗效？

答：光疗联合阿维 A 治疗，有两个目的：首先是减少阿维 A 的使用剂量；其次是减少光疗累积剂量。配合使用可减少两者的不良反应，达到更好效果。因阿维 A 可产生光敏反应，联合紫外线治疗时，应适当降低光疗剂量，以免引起不良反应。

88. 银屑病患者先接受了光疗或先使用了阿维 A，该如何调整治疗剂量？

答：如果患者先接受光疗后加用阿维 A 治疗，则加用后的首次光疗剂量需较加用前最后一次光疗剂量降低 30% ～ 50%。例如目前照射剂量是 $1.5J/cm^2$，加用阿维 A 后光疗剂量需调整为 $0.75 ～ 1.05J/cm^2$，以避免不良反应的发生。如果是先口服阿维 A 后联合光疗，则光疗的起始剂量定在 50% MED，此后根据光疗后的皮肤反应及治疗间隔时间，对治疗剂量进行调整。

89. 家庭光疗如何联合生物制剂进行治疗？

答：家庭光疗联合生物制剂治疗可发挥协同增效作用。有研究显示，NB-UVB 联合 TNF-α 抑制剂（益赛普或阿达木单抗）治疗不仅起效快，皮疹消退时间短，还可减少 NB-UVB 的累积剂量，同时也会不增加近期不良反应发生的风险[1]。理论上光疗联合生物制剂治疗远期可能有增加皮肤肿瘤的风险，但目前尚无研究数据证实这一点[1]。

90. 家庭光疗时可以联合水浴吗？

答：可以。水浴可以帮助去除鳞屑、清洁皮肤，改善血液循环和新陈代谢，在银屑病的治疗中起着重要的作用。因此，建议银屑病患者每天洗澡，以泡浴为宜。水温不宜过热，37 ～ 42℃为最佳。不宜使用碱性皂或用浴巾过度搓擦，以免刺激损伤皮肤。家庭光疗可在沐浴后进行，隔日一次。如果能进行药浴，则效果更佳。建议按照洗澡—药浴—光疗的顺序进行。

91. 掌跖脓疱型银屑病光疗效果怎么样？如何配合使用外用药？

答：光疗适用于有系统治疗禁忌证者（如肝功能严重受损者），单独进行光疗效果有限，常需联合外用药物提高疗效。常用的外用药物有糖皮质激素、维生素 D_3 衍生物、维 A 酸类、复合制剂（如卡泊三醇倍他米松软膏）等[3]。

92. 光疗单次治疗剂量已达到最大照射剂量，皮损改善仍不明显，可以继续家庭光疗吗？

答：这种情况可能是遇到了光疗平台期，应该暂停家庭光疗，咨询医生更改治疗方案。

93. 治疗银屑病碰到平台期要怎么调整治疗方案？

答：平台期是指治疗一段时间后继续当前治疗方案皮损不再消退。遇到平台期说明当前治疗方案不能获得更佳的疗效，需要调整治疗方案。调整治疗方案的具体方法因人而异，可暂停当前治疗换用其他的治疗方案，或者在原有治疗方案上联合其他治疗方法，具体实施过程需到医院就诊与医生沟通后决定。

94. 病情复发后再次接受家庭光疗仍有效吗？

答：一般情况下，皮损复发后再次接受家庭光疗仍然是有效的。复发后的皮损进行光疗时仍以起始剂量开始，根据治疗后皮肤反应调整治疗剂量。但银屑病病情复杂，具有多种分型，因此建议复发后及时到医院就诊，在医生指导下进行治疗。

95. 关节型银屑病用光疗基本治好了皮损，关节的损伤可以恢复吗？

答：光疗对银屑病的关节损伤无明显疗效，若有关节损伤需要联合其他药物治疗，如甲氨蝶呤、来氟米特、生物制剂等均对关节有治疗作用。对于多关节受累、存在侵蚀性疾病、功能严重受限的关节炎患者，建议尽早使用生物制剂，以防止关节损害进展并促使功能快速恢复。此外，锻炼、理疗和技能训练等康复治疗也有助于改善关节功能[3]。

96. 其他部位的银屑病都好了，只有小腿部位不好，还要坚持光疗吗?

答：小腿部位的皮损多比较顽固，起效较慢。如果光疗有效，则应坚持光疗。如果想要效果更快一些，可换用 308nm UVB 光疗，采用更高强度和更高剂量进行治疗，或者联合外用药物（如强效糖皮质激素）进行短期治疗。

97. 对很难消退的小腿部位皮损，怎样照射才能提高疗效?

答：小腿银屑病皮损是比较难恢复的，不管是外用药还是光疗，这可能是和小腿部位银屑病的炎性皮损更重有关。可以使用照射面积刚好覆盖双侧小腿伸侧或屈侧的光疗仪，能覆盖整个小腿达到较好的治疗效果；此外联合外用药物治疗或者加用点阵激光治疗等可以提高光疗的疗效[16]。

98. 银屑病使用 NB–UVB 时，又有新发皮损，可以继续照吗?

答：治疗的同时又有新发皮损，说明银屑病处于进行期。进行期的银屑病也可以进行光疗。由于银屑病本身存在反复发作的特点，治疗中出现新发皮损属于正常现象，不必过度担心，可以继续光疗，但需注意治疗剂量不宜过大。在进行家庭光疗时，新发皮损也可以进行光疗，需从起始剂量开始，根据治疗后皮肤反应逐渐加量。若全身有多处皮损，且光疗剂量不同时，需注意做好光疗记录，确保每一处皮损的光疗都准确执行，以免照错剂量引起不良反应。

99. 有的银屑病患者光疗确实有效果，但就是一直不能痊愈，停止光疗就反复，这种情况需要如何处理?

答：目前银屑病的治疗可以做到控制病情，但不能防止复发。停止治疗就复发说明病情尚未完全得到控制，不仅仅是光疗有这种现象，其他疗法一旦停止也会出现这种情况。此时，建议进行维持治疗或者进行综合治疗（系统药物联合光疗），病情控制后逐渐减量维持。此外注意保障充足的睡眠，避免过度劳累，放松心情，忌烟忌酒等也可减少银屑病的复发。

100. 去年光疗效果不错，今年复发后又光疗，感觉效果不如去年，怎么办?

答：对光疗效果差可能的原因进行分析，看看属于下面哪一种：

（1）去年光疗效果不错，所以今年的期望值较高，觉得没达到预期效果；

（2）去年光疗后，肤色变深，剂量需要增加，而实际使用剂量没有增加；

（3）光疗仪使用一段时间后强度下降，疗效减弱，需联系厂家检测仪器强度。

可以参考以下方法调整：

（1）增加 10% 的剂量；

（2）增加照射次数，例如由每周 2 次增加到每周 3 次；

（3）联合治疗，联合外用药物或者中药药浴以提高疗效；

（4）检测光疗仪的强度，如果强度太低则需更换灯管。

附：银屑病光疗案例

【案例 1】

患者男，18 岁，银屑病病史半年，后背可见大小不等的红色斑块。光疗方案：全舱 NB-UVB 光疗，每周 3 次，起始剂量 300mJ/cm²，递增剂量 100mJ/cm²。光疗效果显著，16 次后斑块鳞屑基本完全消退，见图 4-7。

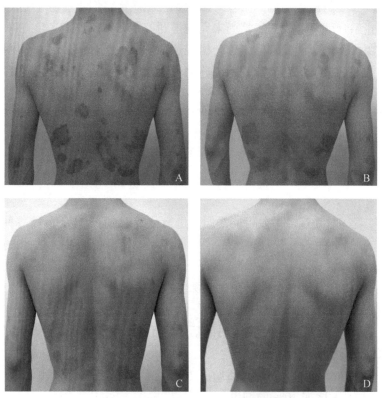

图 4-7　案例 1 光疗前后皮肤改变情况

A.治疗前，后背大小不等的红色斑块，表面鳞屑；B.光疗 6 次后红斑明显变暗，鳞屑减少，部分红斑已完全消退；C.10 次光疗后仅剩余少量暗红色斑块，光疗改为每周 2 次；D.光疗 16 次后斑块鳞屑基本完全消退，继续减量维持巩固，每周一次治疗

【案例 2】

患者女，32 岁，斑块型银屑病 3 年，两下肢屈侧可见大小不等的红色斑块伴丘疹。光疗方案：全舱 NB-UVB 光疗，每周 3 次，起始剂量 300mJ/cm²，递增剂量 100mJ/cm²，治疗 4 次后已显效。其治疗前后皮肤改变情况见图 4-8。

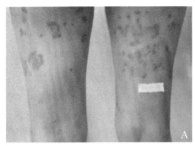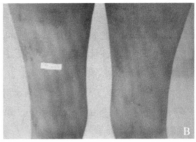

图 4-8　案例 2 光疗前后皮肤改变情况

A. 光疗前，两下肢屈侧大小不等的红色斑块，丘疹，表面鳞屑；B. 治疗 4 次后红斑颜色明显变暗，鳞屑减少，部分红斑鳞屑已完全消退

【案例 3】

患者男，35 岁，银屑病病史 5 年，体检可见膝部红色斑块，浸润肥厚明显。光疗方案：局部 NB-UVB 光疗，每周 3 次，起始剂量 400mJ/cm²，递增剂量 100mJ/cm²，治疗 6 次后情况改善。具体皮肤改变情况见图 4-9。

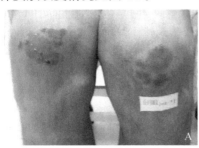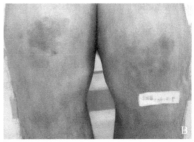

图 4-9　案例 3 光疗前后皮肤改变情况

A. 治疗前，膝部红色斑块，浸润肥厚明显，表面少许鳞屑；B.6 次局部光疗后，斑块颜色明显变淡，浸润肥厚减轻，鳞屑消失

参 考 文 献

［1］Mehta D，Lim HW. Ultraviolet B phototherapy for psoriasis：review of practical guidelines［J］. Am J Clin Dermatol，2016，17（2）：125-133.

［2］Chen K，Wang G，Jin H，et al. Clinic characteristics of psoriasis in China：a nationwide survey in over 12000 patients［J］. Oncotarget，2017，8（28）：46381-46389.

［3］中华医学会皮肤性病学分会银屑病专业委员会. 中国银屑病诊疗指南（2018 版）［J］. 中华皮肤科杂志，2019，52（10）：667-710.

［4］赵辨. 中国临床皮肤病学（下）［M］. 南京：江苏科学技术出版社，2000. 1268-1274.

［5］Winchell SA，Watts RA. Relaxation therapies in the treatment of psoriasis and possible pathophysiologic mechanisms［J］. J Am Acad Dermatol，1988，18（1）：101-104.

［6］乔菊，贾倩楠，李峰，等. 寻常性银屑病患者饮食危险因素流行病学调查［J］. 中国皮肤性病学杂志，2017（12）：1305.

［7］Menter A，Cordoro KM，Davis DM，et al. Joint American Academy of Dermatology-National Psoriasis Foundation guidelines of care for the management and treatment of psoriasis in pediatric patients［J］. J Am Acad Dermatol，2020，82（1）：161-201.

［8］Cordoro KM. Toward optimal care of the pediatric patient with psoriasis：the new AAD-NPF management guideline［J］. J Psoriasis and Psoriatic Arthritis，2020，5（1）：7-11.

［9］Menter A，Strober BE，Kaplan DH，et al. Joint AAD-NPF guidelines of care for the management and treatment of psoriasis with biologics［J］. J Am Acad Dermatol，2019，80（4）：1029-1072.

［10］Poelman SM，Keeling CP，Metelitsa AI. Practical guidelines for managing patients with psoriasis on biologics：an update［J］. J Cutan Med Surg，2019，23（1_suppl）：3S-12S.

［11］中华医学会皮肤性病学分会，中国医师协会皮肤科医师分会，中国中西医结合学会皮肤性病专业委员会. 中国银屑病生物治疗专家共识（2019）［J］. 中华皮肤科杂志，2019（12）：863-871.

［12］Rajpara A N，O'Neill JL，Nolan BV，et al. Review of home phototherapy［J］. Dermatol Online J，2010，16（12）：2.

［13］顾恒，常宝珠，陈崑. 光皮肤病学［G］. 北京：人民军医出版社，2009.

［14］Elmets CA，Lim HW，Stoff B，et al. Joint American Academy of Dermatology–National Psoriasis Foundation guidelines of care for the management and treatment of psoriasis with phototherapy［J］. J Am Acad Dermatol，2019，81（3）：775-804.

［15］Boztepe G，Karaduman AE，Ahin S，et al. The effect of maintenance narrow-band ultraviolet B therapy on the duration of remission for psoriasis：a prospective randomized clinical trial［J］. Int J Dermatol，2006，45（3）：245-250.

［16］Li R，Zhou J，Su H，et al. 2940-nm Er：YAG fractional laser enhanced the effect of topical drug for psoriasis［J］. Lasers Med Sci，2017，32（6）：1393-1397.